心も体も
よろこぶ

養生酒大全100

福光佳奈子

自由国民社

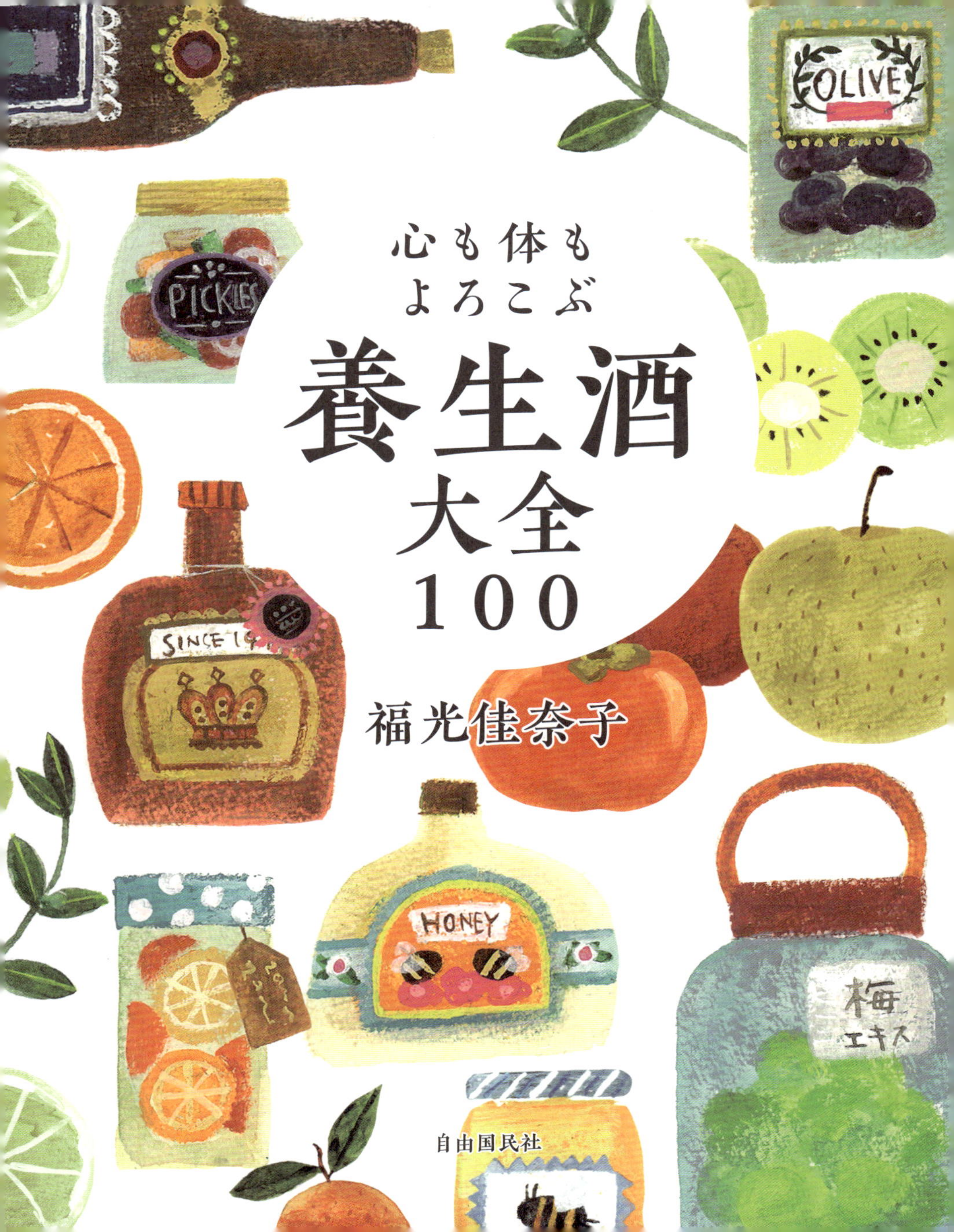

はじめに

「いつも疲れている」
「便秘がちでつらい」
「老けた自分がイヤ」
「手足が冷えている」
「毎日がつまらない」
「ぐっすり眠れない」

〝病気ではない、何かしらの不調〟はありませんか？

このように、病名はついていないけれど健康でもないことを、漢方用語で「未病」といいます。

本書は、「未病を治す」べく、あなた自身が楽しみながら、体調や体質をセルフコントロールできるようになるメソッドをまとめた一冊です。

かくいう私も、「だるくて快調な日がない」「心が不安定」「体が冷えている」「早朝覚醒」といった「不定愁訴」（ふていしゅうそ）の多い人間でした。

そして、「気のせい」「がまんすればよい」「体質だから仕方ない」「歳だからあきらめよう」などとやりすごし、長い間、自分と向き合うことはありませんでした。

でも、あるとき、そんな自分を変えたくて一念発起。

自分の心と体に向き合い、野菜や薬膳などを学び、手作りのお酒を取り入れるようになってからは、すっかりあきらめていた体調に大きな変化がありました。

10年前、いえ20年前の私より、今の私のほうが心身共にずっと元気です。

「薬膳」では、ふだん何気なく口にしている食材を「効能」で分類し、日々変化する体調や体質に合わせて食材を選びます。

つまり、食べたいものを食べるのではなく、食材の効能を意識して食べることが薬膳です。

また、食べたものはその人の体調や体質によって、薬にも毒にもなります。

例えば、しょうが。しょうがは温めて摂取することで、体を温める効果が出ます。

寒がりさんや風邪の引きはじめの人が摂取すると、体が温まり体調がよくなります。

その逆に、暑がりさんや高熱を出した人が摂取すると、体調を崩してしまいます。なぜなら暑がりさんや高熱の人は、体内に熱がこもっているので、体外に熱を出さなくてはいけないからです。

すでに余分な熱を持っている人が、さらに熱を取り入れれば、体調が悪くなるのは当然のことです。

本書のタイトル『養生酒大全１００』にある「養生酒」とは、食材の効能を意識した手作りのお酒のことです。

手作りのお酒は一般的に、漬け込み酒や自家製酒、薬用酒などと呼ばれていますが、「あなたがあなた自身を大切にしてほしい」という願いを込めて、本書では「養生酒」と呼ぶことにしました。

養生酒は、材料も作る工程もシンプルなので、誰でも簡単に作ることができます。本書では、スーパーマーケットで揃えられる食材とお酒だけで、10分程度で完成できる養生酒を中心にご紹介しています。

本書は、大きく分けて左記の内容で構成されています。
第１章「養生酒が心身によい理由」
第２章「養生酒作りのコツ」
第３～11章「症状別 各食材の効能と養生酒レシピ」

３～11章については、あなたの気になる症状の章からお読みください。まずは、食材の効能に注目してみてくださいね。

例えば、グレープフルーツは、リフレッシュして心をおだやかにさせる効能があります。

外出先でイライラしている自分に気付いたときは、果汁１００％のグレープフルーツジュースを買って飲んでみてはいかがでしょうか。

養生酒がなくても、こうして手軽に食材の効能を実感することができます。これも薬膳であり、大切な養生のひとつです。

体調や体質は、ある程度は自分でコントロールできるようになります。

本書をお読みいただき、ぜひあなたもご体感ください。

福光　佳奈子

目次

第5章「免疫低下」に効く！ウイルスブロックする養生酒×16種

第6章「加齢」に効く！若さよみがえる養生酒×13種

第7章「冷え」に効く！体ぽかぽか養生酒×11種

第8章「ストレス」に効く！やさしくなれる養生酒×9種

《養生酒の写真について》

材料の比率はほぼ同率ですが、レシピの分量とは異なります。

全ての写真は、漬け込み日当日に撮影したものです。養生酒は熟成するにつれて、日々アルコールの色や食材の形状に変化がみられます。


はじめての人にも取り組んでいただきやすいように、レシピのベース酒の分量は、一般的に市販されているアルコールの単位に合わせて設定しました。

例えば、ウォッカやテキーラは1本700㎖程度のものが多いので、レシピの分量も700㎖にしました。

また、ホワイトリカーは1,800㎖で販売されているものが多いので、その半量の900㎖としております。

《レシピ材料のおおよその値段について》

2024年9月現在の平均的なスーパーマーケットで購入した、おおよその値段を表示しました。

材料の計算方法は、購入した分量ではなく、使用した分量で計算しています。

例えば、スパイス。購入分量が300g、レシピ分量が100gの場合は、購入分量の1/3の値段を表記しております。

尚、表示価格につきましては、購入地域やショップ、物価の変動などの要因により異なる場合もあります。

あらかじめご了承ください。

第1章 養生酒ライフの魅力！
養生酒が心身によい理由

養生酒は、スーパーで買える「食材」と「お酒」だけで10分で完成！

突然ですが、質問です。
「養生酒」についてどのようなイメージをお持ちでしょうか。
とっつきにくいイメージでしょうか。
それとも「不味そう」「高そう」のようなイメージでしょうか。

いずれも違います。

養生酒の多くは、スーパーマーケットで買える身近な「食材」と「お酒」だけで、「誰でも」「簡単に」作ることができます。本書で紹介する１００種類の養生酒レシピもそのようなものがほとんどです。

養生酒の材料は、いたってシンプルです。
「お酒」と「食材」が基本で、果物を入れた果実酒などには、これに「砂糖」が加えられることがあります。

養生酒のお酒は、一般的には「ホワイトリカー」と呼ばれる、アルコール度数が35度の無味・無臭の焼酎が使われますが、酒税法に定められた20度以上のものであれば、ウイスキーやブランデーなど何でも使うことができます(「お酒」の詳細は29ページ参照)。

「食材」は、果物やハーブ、スパイスなど、ふつうのスーパーマーケットで買えるものがほとんどです。

ふつうのスーパーマーケットになければ、百貨店や高級スーパーマーケット、オンラインショップ、そして中華食材店やハーブティ専門店にあることもあります。

砂糖は必ずしも入れるものではありませんが、一般的に「氷砂糖」と呼ばれる、食材の味の邪魔をしない純度の高い砂糖が使われます。

黒糖やてんさい糖など、お好きな砂糖を選んでもよいでしょう(「砂糖類」の詳細は33ページ参照)。

養生酒作りの基本は、「お酒」と「食材」を消毒した容器に投入するだけなので、果物などを洗ったり、カットしたりする時間を含めても、多くのものが10分程度で完成します。

健康的・美容的・経済的かつ家庭で作るので心が癒されます♡

養生酒は、食材に含まれる天然の栄養成分がたっぷりとお酒に浸出していて「健康的」です。お酒に漬けた翌日に美味しく飲めるものもありますが、漬け込み期間が長くなるほど、食材の栄養成分が染み渡っているので栄養価が高くなり、熟成してまろやかなお酒になります。

食材には、ビタミンやミネラル、イソフラボンなど美容によい成分も含まれていて「美容的」です。

美容というと女性の顔の肌質のことと思われがちですが、それだけではありません。美容とは、体中の皮膚や粘膜、爪、髪を健康的に維持することで、若々しくあり続けることでもあります。男性も女性同様に美容は大切です。

果物や野菜の養生酒は、ふだんは捨てる皮や種、軸も漬ける場合が多いので「経済的」です。薬膳では、食べものを丸ごと食べる「一物全体（いちぶつぜんたい）」という考え方がありますが、まさに養生酒も一物全体といえます。一物全体は、ゴミが減らせるのでエコでもあります。皮の下には栄養成分が多く含まれており、実のみを漬け込んだお酒より、皮も入れたほうが、栄養成分とともに味に深みが出て、美味しく仕上がることもあります。

但し、ざくろの皮には毒性がありますので、ざくろ酒（130ページ）に皮は入れないでください。また、皮や種からは、えぐみや苦味が出ることもあるので、早めに引き上げるなどの調整を。

養生酒は、ふだんお料理をしない人でも簡単に作れて、作る課程を楽しめることも魅力のひとつでしょう。

漬け込み期間中の味や色の変化、果物などの品種や時期による違いなどは、自分で作った人だけが味わえる楽しさです。

そして漬け込み後も、市販のお酒にはない、手作りのお酒ならではのやさしい風味に「心が癒されます」。

養生酒ライフの原点は「いま・ここ・じぶん」

かの有名なスティーブ・ジョブズやイチローをはじめ、世界のトップリーダーやアスリートも取り入れている「マインドフルネス瞑想」はご存じでしょうか？

マインドフルネス瞑想とは、大きく2つの要素から構成されています。

1つ目は、今、ここにいる、自分に意識を向けること。

2つ目は、今の状態に評価や判断をせず、ありのままの自分を受け入れること。

ただ目の前のことだけに集中することで、過去の出来事を後悔したり、先の未来に不安になったりしなくなり、雑念も消えていきます。

そして自分自身と向き合い、自分の心の声に耳を傾けることで、今の自分の心身の状況に気付くことができるのです。

マインドフルネス瞑想を実践していくと、脳の疲労が減り思考がすっきりする、ストレスが軽くなり心が落ち着く、集中力が高まり日中のパフォーマンスが上がるなど、驚くべき効果が実証されています。

実はマインドフルネス瞑想同様、養生酒ライフの原点も「いま・ここ・じぶん」です。

養生酒のある生活をするようになると、自分自身と向き合い、今の自分の心身の状況をありのままに受け入れることができるようになります。

「今日は○○したので疲れている」

「今、自分は△△のことでイライラしている」

このように今の自分の状況を静かに受け入れると、自然と心がおだやかになっていくのがわかります。

そして症状に合った養生酒を取り入れることで、自分をいたわり、自分を大切にできるようになります。

自分を大切にできるようになると、まわりの人のことも大切にできるようになるのです。

体調や体質・旬に合うものを口にするようになる

「最近寝付きが悪いから、カモミール酒を作ろう」

「今日は目が疲れたから、ブルーベリー酒を飲もう」

養生酒ライフを続けるうちに、今の自分の体調に合った養生酒が選べるようになります。このように主体的に健康的になることを選択する能力を「ヘルスリテラシー（健康を決める力）」といいます。

養生酒でヘルスリテラシーは向上していきます。


そして、それまではなんとなく食べていた食材の薬効成分にも注目するようになります。

野菜や果物には旬がありますので、季節も感じるようになります。

旬のものは、美味しくて栄養価が高く、安価です。

夏野菜は体のほてりを取り、冬野菜は体を温める作用があります。


できるだけ旬のものを摂ることは大切ですが、最近では旬がわかりにくい野菜や果物もあります。

例えばいちごは春の果物ですが、近年はクリスマスを意識し12月ごろから市場に出回ります。

最近は収入増などを目的に農家さんが収穫時期をずらすため、一昔前と比べて収穫時期が長くなっているのです。

りんごの収穫期は10～12月ごろ。

現在は貯蔵技術が上がり、ほぼ年中美味しいりんごが食べられますが、やはり旬のものにはかないません。

やがて、日頃からバランスのとれた美味しい食事を味わうようになり、病気を予防・治療できるようになります。

このことは漢方用語で「医食同源」といい、食べものと薬の源は同じとされています。

体調や旬に合うもの、医食同源が生活の中になじんでくると、特定の地域だけで栽培されている伝統野菜に注目したり、日本の四季を楽しんだりするようにもなり、心のゆとりも生まれます。

気持ち・運動・睡眠レベルも無意識に向上！

養生酒を生活に取り入れることで、今の自分の心身の状態を客観視することが習慣化されてきます。すると自然と心のあり方も次のように変わってきます。

・自分を大切にする→自己肯定感が上がる→ポジティブな思考になる

心身の調子を整えるために、もっとも重要な要素は「気持ち」です。

昔から「病は気から」といいますよね。

養生酒を生活に取り入れることに加えて、できるだけポジティブに過ごすためには、ポジティブなイメージを心に描くとよいでしょう。

とくに不安感が強いときや自信喪失ぎみのときには、「自分はできる」という成功するイメージ、ポジティブなイメージを持って、行動に移すことです。

「失敗したらどうしよう」と不安定な心で取り組むのと、「自分はできる」と自分を信じて取り組むのでは、いうまでもなく、後者が圧倒的な結果を出すことができます。

そして、自分の「気持ち」を大切にするためには、「自分軸」をしっかり持つことです。

他人軸（他人が自分のことをどう思うか）で生きるのと、自分軸（自分はどうなりたいか）で生きるのとでは、人生の質が１８０度変わるといっても過言ではありません。

自分軸を持つこと。その上で迷ったときは、ワクワクする方を選んでください。

それから「運動」や「睡眠」も心身の健康を維持するのに欠かせない要素です。おすすめは「朝のウオーキング」です。10～30分程度でよいので、毎日続けましょう。

朝のウオーキングは、朝日を浴びることでセロトニンという幸せホルモンが活性化して、前向きな感情になれるといわれています。

夜にはセロトニンから睡眠を促すメラトニンが作られるので、質のよい睡眠につながります。

お酒の飲めない大人にこそオススメ！保存食であり万能料理酒にもなる養生酒

養生酒は大人の嗜好品ですが、お酒として嗜むだけのものではありません。
お酒に漬け込むという、保存食のひとつでもあります。

長期保存の手段として、塩に漬け込む「塩漬け」、醤油に漬け込む「醤油漬け」、酢に漬け込む「酢漬け」、粕に漬け込む「粕漬け」などがあり、養生酒もこれらに並ぶ保存食といえます。

ちなみに塩漬けなどの歴史は古く、租庸調という税制度があった時代では、遠方から農作物を納めるために、塩漬けなどの保存食にせざるを得なかったことにより、結果として発酵食品の発展につながったといわれています。

それから養生酒は、万能料理酒としても活躍するすぐれものです。
ハーブ酒類は肉や魚の臭み消しに、スパイス酒類はカレーなどの煮込み料理に、シナモン酒などはお菓子作りの香り付けに、八角酒は中華料理全般に、とにかく幅広く使えます。

調理の際、養生酒を煮沸させるとアルコール分はゼロになるので、お酒が苦手な人でも安心です。

さらに養生酒は、食材の栄養成分やうまみエキスがたっぷり浸出しているので、養生酒を料理酒として使った場合、一般の料理酒などと比べて栄養価が高く、お料理の風味もアップします。

スパイス類は、購入後すぐにお酒に漬け込むことで保存性が高まり、調理の時短につながります。乾物は賞味期限が長めとはいえ、一度開封すると色や香りも劣化しやすいです。

スパイスは煮込んでもエキスを抽出するのに時間がかかりますが、スパイスをお酒に漬け込んだスパイス酒を調理に使うと、さっと一度煮沸するだけで、凝縮したスパイスのエキスが出るので大変便利です。

【養生酒を料理酒に活用する7つのメリット】

① 加熱するとアルコール分がゼロになるので、アルコールが苦手な大人や子どもでも問題ない
② 漬け込んだ食材のうまみエキスが出て、味・香り・栄養価が高くなる
③ シナモンなどの乾燥スパイスの養生酒からは、濃厚なエキスが出るので、時短かつ味わい深くなる
④ 乾燥こんぶなどの養生酒を使うと、水に戻す時間が不要なので時短になる
⑤ 肉や魚など食材の臭みを消す
⑥ 食材をやわらかくし、お料理の味をまろやかにする
⑦ 果実酒など天然の甘味のあるものを使うと、砂糖の量が減りヘルシーに

食材とお酒のよいところの掛け合わせ！　効率よく栄養を摂取できる

養生酒＝食材の栄養成分×お酒の効能

養生酒は、それぞれの長所を掛け合わせた最強の飲みものになります。

お酒の効能として、体を温める、食欲増進、疲労回復、リラックス効果などがあげられます。

そしてお酒で抽出した薬効成分の方が、食材をそのまま食べるよりも、早く効率的に栄養を摂取できます。

昔の沖縄では、どこの家庭でも島にんにくを泡盛で漬け込む、にんにく酒の文化がありました。このにんにく酒のことを沖縄では「ヒル酒」と呼び、風邪のひきはじめに飲む風習があります。夜に少量飲んで寝たら、体が温まり滋養強壮効果も相まって翌朝には治る、風邪の特効薬とされてきました。

体調がすぐれないときに、にんにくを調理したり何個も食べたりするのは大変ですが、にんにく酒を常備しておけば、少量飲むだけなので、効率よく栄養を摂取できて便利です。

私はもともと冷え性がひどく、頻繁に微熱を出していましたが、にんにく酒を半年間、20～30mℓ

ずつ毎日飲んだところ、冷えは緩和し、熱を出すこともほとんどなくなりました。

私が体質改善できた理由は、自身のメンタルを整えて、生活習慣を見直したこともありますが、やはり養生酒を一定期間続けて飲んだことが大きいと感じています。

今の自分の心身の状態と向き合い、ありのままを受け入れ、不調を養生酒でアプローチし、少量（20〜30㎖）ずつ毎日続けてみてください。

体質や体調は、ある程度は自分でコントロールすることができるのです。

お酒NGなのに手作りの養生酒だけ飲める人がいる不思議

「市販のお酒は飲めないけれど、手作りの養生酒だけは飲める」という人がいます。

養生酒もお酒であることに変わらないのに、なぜ「養生酒だけは飲める」という人がいるのでしょうか。

家庭で作るので当然ですが、養生酒には「食品添加物」などを入れません。

〝自分はお酒を飲めない〟と考えている人の中には、実はお酒が飲めないのではなく、お酒に含まれている食品添加物に弱い体質だったということもあります。

安価な缶酎ハイなどは、原価率の低い香料や酸味料といった食品添加物で風味が整えられています。

食品添加物が体内に入ると、アルコールとともに食品添加物も肝臓に流れ込みます。

すると、肝臓はアルコールと食品添加物の両方を分解しようと働きます。

つまり、肝臓にかかる負担が増えて、アルコールと食品添加物の両方を分解しなければならないため、アルコールの分解に時間がかかってしまうのです。

ここで誤解がないようにお伝えしておきたいのは、けっして食品添加物＝悪、というわけではないということです。

食品添加物は、法律で使用を許可された安全性と有効性が認められています。

なにより食品添加物は、食品を長持ちさせてくれるもので、私たちの生活に欠かせないありがたいものでもあります。

そしてお酒を飲むときは、「適量」を「ゆっくり」味わうことが大切です。

日本では昔から「駆け付け3杯」といった、空腹の状態で急いで飲む俗習もありますが、悪酔いを助長させるのでやめましょう。

手作りの養生酒は癒されますので、自ずと適量をゆっくり味わうことになります。

第2章 養生酒は大人の嗜好品! コツをつかんで自分流にカスタマイズ

養生酒作りの超基本

養生酒作りはとても簡単です。
基本をおさえコツをつかむことで、より美味しく、より自分好みに仕上げることができます。

《基本の材料について》

基本の材料は、お酒と食材だけです。
果実酒などを作る際は、これらに砂糖を加えることもあります。

《容器には水気を残さず、アルコール消毒しましょう》

容器は手で洗い、自然乾燥させることが基本です。食洗機より手洗いの方が確実に汚れを落とせます。また、布巾で水気をふき取ると、布の繊維や雑菌が容器に付着する可能性もあるのでおすすめできません。

水気は腐敗の原因になるので、残さないよう注意してください。

使用直前は、アルコール消毒しましょう。ホワイトリカーなどのアルコールを染み込ませたキッチンペーパーで、容器の内側をまんべんなくふきます。ふき取りには、菜箸を使うと便利です。

まな板や包丁にアルコール消毒は不要ですが、水気の残っていない清潔なものを使ってください。

《容器は空きびんでOK》

養生酒のよさは、〝あるもので作れる〟ことです。すてきなおしゃれ容器を用意するのもよいですが、無理に買う必要はありません。市販の焼酎やウイスキーなどが入っていたびんをそのまま使うこともできます。もともとお酒が入っていたびんですから、アルコール消毒の必要はありませんし、口が狭くてもドライタイプのハーブや茶葉ならば、問題なく入ります。

また、インスタントコーヒーやジャムの空きびんを再利用することもできます。最近では百円ショップにも、大小さまざまな容器が販売されていて便利ですね。

《材料も「あるもの」でOK》

食材やアルコールも無理に買い揃えず、自宅にあるものを使いましょう。例えば、自宅にストックしてあるお酒や食材が、レシピ分量の半量しかなかったとしたら、全ての材料の分量を半量にして作ってもよいのです。

材料の比率が同じであれば、分量は多くも少なくも作ることができます。

《酒税法》

酒税法では使用できる酒類として、アルコール度数が20度以上のもので、酒税が課税済のものとされています。

なお、米、麦、あわ、とうもろこし、ぶどうなどの家庭での漬け込みは禁止されています。

また、この規定は、消費者自身と同居の親族が飲むための酒類についての規定であることから、販売してはならないこととされています（2024年9月現在）。
※酒税法は法改正されることもありますので、都度確認してください。

《養生酒に使う食材の選び方》

野菜や果物は、出回りはじめの食べるには少し早い硬めのものが、養生酒作りに向いています。完熟のものは、雑味が出るので避けましょう。

また、傷や傷みのあるものも漬け込まないでください。

そして、シナモンやローリエなどの乾物類も、生鮮食品と同様に鮮度が重要です。

乾物の賞味期限は長めですが、できるだけ製造日の新しい、香りや色がしっかりしたフレッシュなものを使いましょう。

《漬け込み後、食材が浮いてきたらやること》

このような場合は、お酒にしっかり漬からないだけではなく、食材が空気に触れることで変色や腐敗の原因にもなってしまいます。

漬け込んだ食材を空気に触れさせないために、ラップをふんわりと丸めて、浮いた食材の重しとして使ってください。

《レモンは必ず引き上げましょう》

漬け込んだ食材は、そのまま入れたままでよいものと、引き上げる必要のあるものがあります。レモンやゆず、すだちなどの酸味の強い柑橘類は、苦味が出て味が悪くなるので、必ず引き上げてください。

これらの漬け込み期間の目安は、最大で皮付きで1か月、皮なしで2か月ぐらいです。引き上げ時期を忘れないために、ラベルなどを貼り付けておいてもよいでしょう。

また、生のやわらかい果物からは雑味が出ることが多いので、その際は引き上げて濾してください。

その逆に、乾物は長い時間をかけてエキスを抽出するので、長期間漬けておいても問題ないものも多いです。

《水気残り・土汚れは腐敗の原因に》

野菜や果物などを洗った際、水気を残したままアルコールに漬け込んでしまうと腐敗する可能性がありますので、漬け込み前に水気をしっかりとふき取りましょう。

シソやハーブなどの葉物類やブルーベリーなど、キッチンペーパーだけでのふき取りが難しい形状のものは、竹ざるや平皿、野菜干しネットなどに並べて自然乾燥をさせると、水気を取り除くことができます。

また、野菜に付いている土も腐敗の原因になりますので、しっかり洗い落としてください。

《保管は高温多湿を避けて》

直射日光の当たらない場所で常温保管してください。

室温が低めで、温度変化が少なく、風通しのよいところが理想です。

テレビなどの電化製品の近くは熱くなることもありますし、キッチンのシンク下などは湿気がこもりやすいので、避けてください。

《レシピを記録しておきましょう》

漬け込み日やレシピ、分量などを記録しておくと、次に作るときの参考になり、自分好みの養生酒が作れるようになります。

《レシピ外の食材を使ってオリジナルレシピに》

本書で取り上げる養生酒レシピのほとんどの材料はシンプルですが、お好みでハーブやスパイスを加えて漬け込んだり、いくつかの養生酒をブレンドしたりして、オリジナルレシピを作ってみてくださいね。

《養生酒の飲み方》

養生酒の風味を活かす飲み方は、ストレート・ロック・水割り・炭酸水割り・お湯割りです。

そのほかに、無糖紅茶・牛乳・フルーツジュース割りや、アイスクリームなどのデザートにかけるなどして、さまざまなアレンジを楽しむこともできます。

好きなアルコールを使いましょう

養生酒作りには、一般的にホワイトリカーという無味無臭の焼酎が使われることが多いですが、酒税法で定められたアルコール度数が20度以上のものであれば、ウイスキーやブランデーなど好きなアルコールを使うことができます。

ホワイトリカーで養生酒作りをすると、食材の純粋なエキスを最大限に堪能できるので、昔から多くの一般家庭では、ホワイトリカーが使われてきました。

養生酒作りに親しまれているホワイトリカーですが、アルコール度数が35度で無味無臭のため、そのまま飲んでもアルコール成分だけが強く感じられて、美味しくありません。

一方で、ホワイトリカー以外のアルコールで養生酒を作った場合は、ウイスキーなどもともとのアルコールの風味が活かされた味わいになりますので、ホワイトリカーとはまた別の複雑な風味を楽しむことができます。

ウイスキーなどは熟成期間が短くても、もとが風味のあるアルコールなので、熟成していなくてもそれほど気になりません。

各種アルコールの特徴をお伝えするので、「これで作りたい！」と思ったアルコールで養生酒作り

アルコール10種の特徴

ホワイトリカー	果実酒用に作られた無味無臭の甲類焼酎。素材がもつ本来の風味を最大限に引き出す。しっかりと熟成させないと味がとげとげしくなる。長期保存向き。アルコールの中では安価だが、梅の時季（5～6月）はさらに安価で販売されている。
本格焼酎	アルコール度数20度と25度のものが多い。乙類焼酎とも呼ばれる。大麦が原料の「麦焼酎」、さつまいもが原料の「芋焼酎」、米が原料の「米焼酎」、黒糖が原料の「黒糖焼酎」などがある。ホワイトリカーより漬け込み期間を短くしたい人にもおすすめ。
日本酒	アルコール度数は15度前後のものが多いが、酒税法により20度以上のもの以外使用不可。米と麹と水を原料とし、発酵させてこして造られている。果実酒用として製造・販売されている20度の日本酒は、比較的安価で使いやすい。
ブランデー	アルコール度数35～50度のものがあるが、養生酒作りには35～37度ぐらいのものが合う。果物を原料とした蒸留酒で、ほのかに甘く芳醇な香りがする。原料が果物ということもあり、果実酒作りに向いている。果実酒用のブランデーもあり、比較的安価で使いやすい。
ウイスキー	アルコール度数40度前後のものが多い。大麦、ライ麦、トウモロコシなどの穀物を原料とし、糖化・発酵・蒸留の工程を経て得られた原酒を木樽に入れて寝かせて造る蒸留酒。香りや味はさまざま。炭酸水で割るとハイボールとして楽しめる。
ラム酒	アルコール度数40度前後のものが多い。サトウキビが原料で甘い香りが特徴の蒸留酒。ラム酒は3種類あり、ほどよい香りとカラメルのような甘みで、淡い琥珀色をした「ゴールドラム」、活性炭などでろ過して造られた、クセが少なく無色透明の「ホワイトラム」、3年以上樽熟成された、濃い褐色の「ダークラム」がある。
ウォッカ	アルコール度数40度前後のものが多い。小麦などの穀物を原料とした蒸留酒。ウォッカ発祥のロシアや一部北欧地域では、じゃがいもなどのイモ類も使われている。無味無臭に近くてクセが少なく、スッキリした味わいで養生酒作りに向いている。
ジン	アルコール度数40度前後のものが多い。大麦、じゃがいも、ライ麦などが原料の蒸留酒。ジュニパーベリーという植物で香り付けがされていて、柑橘系のさわやかな香りとほんのり苦味もある。カクテルのベース酒として使われることが多い。柑橘系果物と相性がよい。
テキーラ	アルコール度数40度前後のものが多い。メキシコでのみ生産が許されている。リュウゼツランという植物から造られている蒸留酒。非常に強いお酒と誤解されることもあるが、実はウイスキーやブランデーと度数は同程度。ラムやウォッカ、ジンと並ぶ世界4大スピリッツ（蒸留酒）のひとつ。
泡盛	アルコール度数30度前後のものが多い。原料はタイ米。沖縄発祥といわれる黒麹（くろこうじ）菌でつくった米麹だけで仕込んでいる。沖縄地方を代表する蒸留酒。とりわけ本場の沖縄で製造されたものを「琉球泡盛」として産地呼称制度を定めている。日本の酒税法では「焼酎」に分類されている。

に挑戦してくださいね。

《アルコール度数と熟成・保存性の関係性》

アルコール度数は低いほど熟成しやすくなり、早く飲みごろを迎えるという性質があります。

水分が多い果物をアルコール度数の低いもので漬け込むと、果物の水分によってさらにアルコール度数が下がり、熟成がすすむ反面、腐敗のリスクも高くなります。注意しましょう。

このように、アルコール度数の低いものは、長期保存には向きません。

逆に、アルコール度数は高いほど、保存性が高くなり腐敗しにくくなりますが、高すぎても果物などが熟成しにくくなるので、養生酒作りには向きません。

養生酒作りにはアルコール度数20~40度前後のものが適しています。

高すぎる度数のものは、まろやかな風味の養生酒はできませんし、容器が傷む可能性もありますので、高くても50度ぐらいまでのものを選びましょう。

「何年もののような長期保存をさせたいのか」

「すぐに飲みたいのか」

「きつめのアルコールにするか」

「弱めのアルコールにするか」

など、できあがった養生酒をどのように楽しみたいかを想像して作ってみてくださいね。

《早く漬け込みたいときは、時短テクニックを使って！》

アルコール度数の低いものを使うこと以外にも、早く飲みごろを迎える時短テクニックはあります。

それは、「冷凍」果物を使うことです。

急いで仕上げたいときは、梅やいちごなどの果物を24時間以上冷凍保存し、解凍せずに冷凍のまま漬け込みましょう。

果物は冷凍することで果物の細胞がこわれ、果物のエキスが出やすくなるので、通常よりも熟成時間を短縮させることができます。

尚、冷凍する際は、果物を洗って水気をふき取り、できるだけ空気が入らないよう密閉袋に入れましょう。

また、食材を「多め」に入れたり、食材を「小さくカット」したりしても、早く飲みごろになります。

さらに「ときどき容器をゆする」ことも熟成を早めるための大切なテクニックのひとつです。自宅の中でも目に付きやすいところに置き、気が向いたときにやさしく容器をゆするとよいでしょう。

食材を刻んだ場合は、雑味が出やすくなるデメリットもあります。その場合は、濾して保存してください。

好きな砂糖を使いましょう

養生酒作りの砂糖は、氷砂糖が使われることが多いです。

氷砂糖は、無色透明で純度が高いので、食材本来の風味を邪魔せず、純粋な甘味を出すという特徴があります。

家庭で漬ける梅酒は、昔から多くの家庭でホワイトリカー・氷砂糖・梅が使われてきました。梅の風味が最大限に活かされ、クセも少なく、何年物のような長期保存も可能です。このスタンダードな梅酒以外に、アルコールと砂糖を自由にカスタマイズして色々な梅酒を作ることができます。

養生酒作りにおすすめの各種砂糖類の特徴を紹介しますので、アルコール同様、好きなものを使ってみてくださいね。

《砂糖と熟成・保存性の関係性》

砂糖が少ないメリットは、ヘルシーなこと。逆に、砂糖が多いメリットは、アルコールが熟成しやすく、保存性が高まることです。適量の砂糖を使用しましょう。

《甘味と酸味のバランスが大切》

美味しい養生酒にするには、「甘味と酸味のバランス」が重要です。

砂糖類8種の特徴

氷砂糖	無色透明の純度の高い砂糖。雑味がなく、食材の純粋な風味を楽しめる。氷砂糖はゆっくり溶けていくので、その特性を活かして養生酒やシロップ作りに使われている。
グラニュー糖	純度が高くサラサラとした砂糖。世界でもっとも多く使われている砂糖で、日本でもコーヒーや紅茶に入れたりお菓子作りに使われたりしている。
黒糖	さとうきびのしぼり汁をそのまま煮詰めて作られている。独特のコクがあり風味が強い。ミネラルやビタミン類、タンパク質も含まれていて栄養価が非常に高い。
てんさい糖	原料は砂糖大根（別名ビート）と呼ばれる野菜で、国内ではほとんど北海道で生産されている。栄養豊富なオリゴ糖が含まれていることが特長。すっきりとした甘さと独特なコクがある。
きび砂糖	精製途中の砂糖液を煮詰めて作られている。黒糖ほどではないが、ある程度のミネラルも残している。クセが少なく、養生酒作りにも使いやすい。仕上がりがまろやかになる。
三温糖	原材料はさとうきび。上質糖を作った後の液を「三度煮詰めて」作ることより三温糖と呼ばれた。日本特有の砂糖。わずかなカラメル風味があり、しっとりとして使いやすい。
ザラメ	結晶がグラニュー糖より大きい粒状の砂糖。白色の白双糖《しろざらとう》と黄褐色をした中双糖《ちゅうざらとう》がある。白双糖は純度が高い甘味があり、中双糖は表面にカラメルがかかっていて独特の風味とコクがある。
はちみつ	原材料は花の蜜。独特の香りと濃厚な味わいを楽しめる。ビタミンやミネラルなどが含まれていて栄養価が高いのに、カロリーが低い。砂糖の3分の1程度の量で同じ甘味が出てヘルシー。

レモンやゆずなどの酸味の強い果物には、砂糖も多めに投入すると味のバランスがとれやすいです。

酸味の少ない果物には、一緒にレモンも少々漬け込むとよいでしょう。

飲みごろも飲み方も自分で決める！「適度に適当」が美味しさの秘訣

私は本書も含め、これまでに数百種類の養生酒レシピを書籍や雑誌、Web媒体などで、材料や飲みごろ時期、飲み方アレンジまで詳細を公開してきました。

これらは必ずしも「この通りに作ってくださいね」ということではなく、あくまでも「目安」や「参考」として捉えていただきたいと考えています。

例えば同じ果物でも、収穫時期や品種などによって、味や風味はまちまちです。甘いものもあればすっぱいものもあるので、同じレシピで作っても同じ味にはなりません。

果物の甘味が強ければ砂糖を減らすなど、自分で自由に調整できます。

養生酒もお料理と同様に「さじ加減」が大切です。

少量の砂糖で味が大きく変わることもあるので、味の調整の際も、入れすぎには注意してください。

セミナー受講生より「○○酒は漬け込んでまだ1か月ですが、飲んでもいいですか」といった質問を受けることがあります。

飲みごろの時期は、自分で決めましょう。

きつめのアルコールが好きな人は、あまり熟成していなくても気にしない傾向にありますし、弱めのアルコールが好きな人は、じっくり熟成させたまろやかなものを好む傾向にあります。

飲みごろの時期は、お肉の生焼けとは話が違うので、自分が飲みごろと思えば、その時期が飲みごろといえます。

そして、オリジナルレシピや飲み方アレンジも、ぜひ創作してみてください。

養生酒は、大人の嗜好品。

「適度に適当」に作ることが、美味しさの秘訣です。

養生酒作りの基本をおさえたら、自由な発想でカスタマイズして楽しんでくださいね。

疲労回復・便秘解消・免疫力向上・アンチエイジング・冷え緩和・ストレス解消・不眠解消・アレルギー緩和

甘夏酒

甘夏は夏みかんの枝変わりで、偶然発見された品種です。夏みかんより酸味が少ないので、甘夏と名付けられました。

甘夏も夏みかんも名前に「夏」がつきますが、いずれも春の果物です。1～3月に収穫・貯蔵熟成させた後、3～5月に出回ります。

甘夏は、ほかの柑橘類と同じく、「ビタミンC」「クエン酸」「カリウム」が豊富に含まれています。

「ビタミンC」は強い抗酸化作用があり、人体に有害な活性酸素の働きやコレステロールの増加を抑制し、老化防止につなげます。

また、風邪やしみ・そばかす予防、肌荒れや髪のパサつきを抑えるなどの作用があります。

甘夏の酸味のもとは「クエン酸」です。この成分にも抗酸化作用があり、疲労回復をはじめ血行促進、食欲増進、新陳代謝の促進や美肌作用などにも役立ちます。

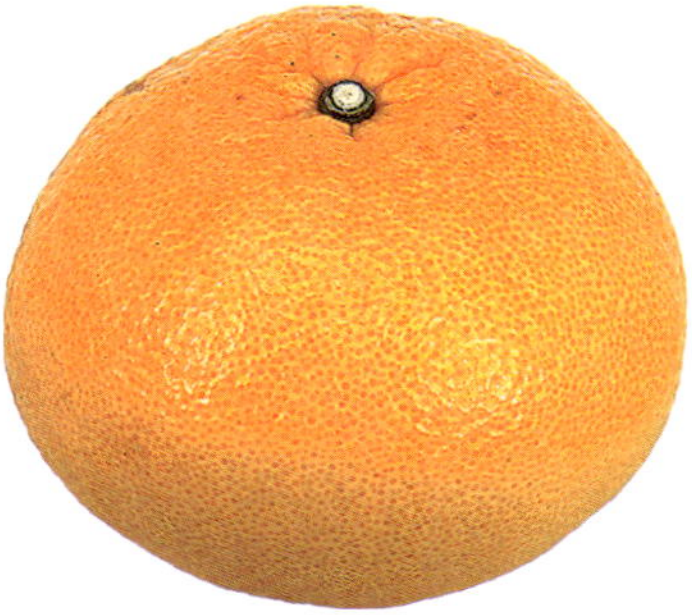

そして「カリウム」は塩分の摂りすぎを調整する作用があり、生活習慣病予防になります。

甘夏のさわやかな香り成分は「リモネン」といい、気の巡りをよくして、リラックスさせてくれます。頭をすっきりさせたいときにも効果的です。

日本人の味覚が甘いもの嗜好になり、かつてよく食べられていた酸味の強い夏みかんは、現在ではほとんどが甘夏に取って代わっています。

酸味の強い果物は、そのままでは食べにくいと感じることもありますが、養生酒作りに向いています。

夏みかんも養生酒作りに向いていますので、見かけたらぜひ作ってみてくださいね。

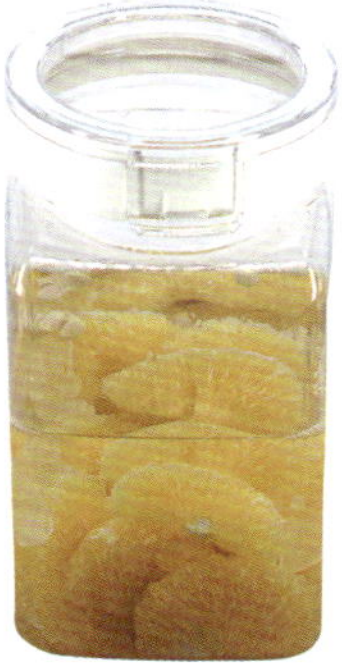

材料／甘夏 皮をむいて450g（3～4個位）、氷砂糖80g、ジン700㎖

作り方／

❶ 甘夏の皮をむく。包丁で十字に切れ目を入れると、手でむきやすくなる。
❷ 一房ずつ手で分け、薄皮をむく。
❸ ②、氷砂糖、ジンを投入する。

作る時間／25分　おおよその値段／1,400円　飲みごろ目安／2か月後

ワンポイントアドバイス　夏みかん酒は、氷砂糖20～30%増しがおすすめ！

疲労回復・便秘解消・免疫力向上・アンチエイジング・冷え緩和・ストレス解消・疲れ目緩和・不眠解消・アレルギー緩和

梅酒

梅は果物の中でも栄養成分が豊富で「梅はその日の難逃れ」といわれるほど、古くから梅の効能の高さは知られてきました。

梅の酸味は「クエン酸」によるもので、クエン酸は疲労回復をはじめ食欲増進や整腸、カルシウムの吸収を助けたり、菌の繁殖を抑えたりするなどの働きがあります。

そして「ビタミン類」や「タンパク質」をはじめ、「リン」「鉄」「カリウム」「カルシウム」などのミネラル類もバランスよく含まれています。

また「カリウム」はりんごの2倍、「カルシウム」はりんごの4倍も含まれているなど、栄養価の高さも見逃せません。

アルカリ性食品の代表格でもある梅は、肉類やジャンクフードで酸性になりがちな食生活にはそれを中和してくれるので、大きな助けになります。

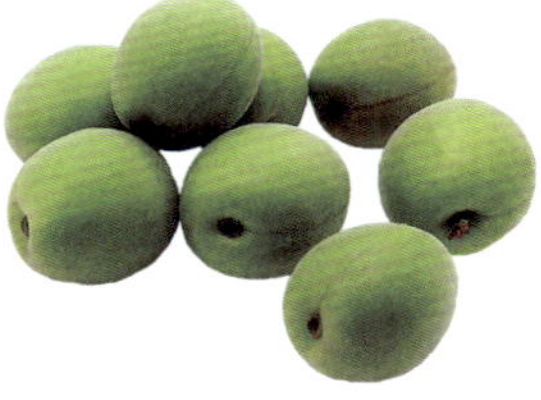

梅には、緑色の青梅と黄色の完熟梅がありますが、梅酒作りではどちらも使えます。

青梅の梅酒は、すっきりとしたさわやかな酸味が特徴です。長期保存向きで、熟成期間が長く、飲みごろになるまで時間がかかります。

完熟梅の梅酒は、フルーティでジューシーな甘味が特徴です。早く飲みたい人向きで、熟成期間が短く、早く飲みごろを迎えます。

梅の実は、Mから4Lサイズまでありますが、梅酒作りには果肉量が多い2L以上のサイズの梅を選びましょう。

梅のサイズによって、実質の果肉量は何倍も異なります。小ぶりの梅を使う場合は、レシピの分量より多く入れてくださいね。

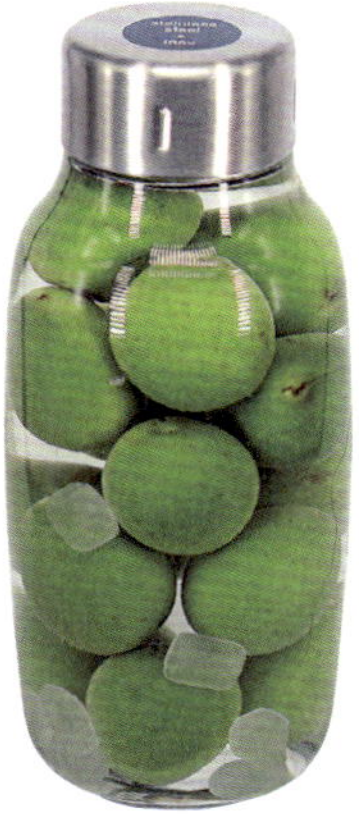

材料／梅500g、氷砂糖150g、日本酒900㎖

作り方／
1. 水を張ったボウルに梅を入れて、傷つけないように洗う。
2. 梅をざるにあげて水切りし、水気をふき取って、竹串などでへたを取る。
3. ②、氷砂糖、日本酒を投入する。

作る時間／20分　おおよその値段／1,500円　飲みごろ目安／2か月後

ワンポイントアドバイス
梅シーズンは
果実酒用アルコールが品揃え豊富かつ安価なので買いどき！

疲労回復・便秘解消・免疫力向上・アンチエイジング・冷え緩和・疲れ目緩和・アレルギー緩和

やまもも酒

やまももはヤマモモ科。名前に「モモ」がついていますが、バラ科の桃とは別の果物になります。

「ビタミンC」が豊富に含まれていて、強い抗酸化作用が働き、風邪予防やアンチエイジング効果で肌の調子が整うなどの役割を担います。

やまももの赤い色素成分の正体は、「アントシアニン」などのポリフェノールで、アントシアニンにも強い抗酸化作用があり、血液をサラサラにして、筋肉の疲労をおさえるのに役立つといわれています。

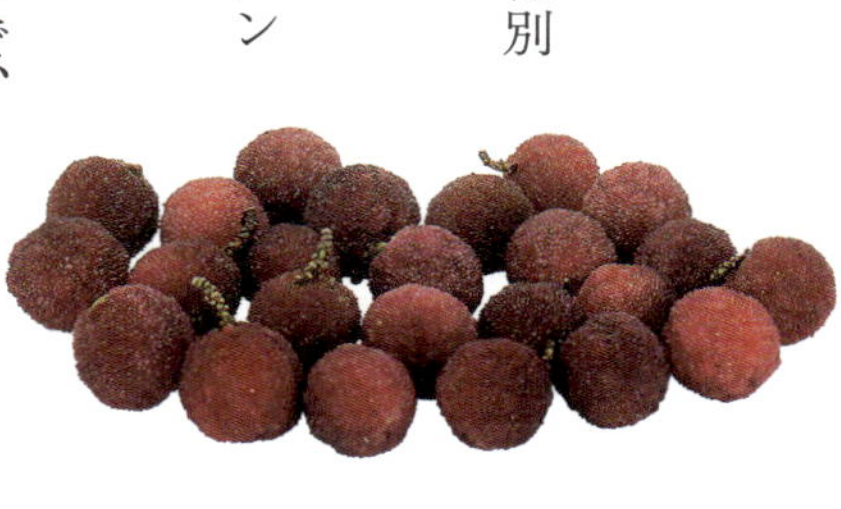

果肉はやわらかくて甘酸っぱい味わいがします。

この甘味の主成分は「ブドウ糖」です。ブドウ糖は体内に吸収されるとすぐに、体の主要なエネルギーとして使われます。

また、ブドウ糖のもっとも大切な役割は、脳のエネルギー源になることです。集中力や記憶力を高める効果があるといわれています。

酸味成分は「クエン酸」です。クエン酸は体内に吸収されると、効率的なエネルギー生産が可能になり、早いスピードで疲労回復するようになるのです。

そのほかに「カリウム」「マグネシウム」「リン」「カルシウム」といったミネラルの含有数が多いことも特徴です。

このように豊富な栄養成分が含まれているので、やまももは、滋養強壮力があるとされています。

徳島県と高知県での生産が多く、旬は6月中旬から7月上旬で、梅雨の時期と重なります。傷むのが早く、あまり出回っていないので、見つけた際は養生酒やジャム、シロップなどにしてみてくださいね。

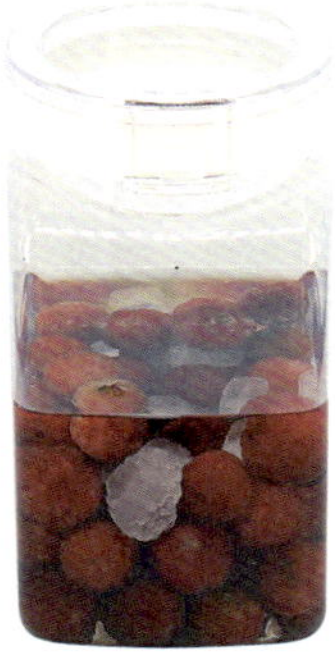

材料／やまもも600g、氷砂糖100～150g、ホワイトリカー900㎖

作り方／

1. 水を張ったボウルにやまももを入れて、傷つけないように洗う。
2. やまももをざるにあげて水切りし、キッチンペーパーで水気をやさしくふき取る。
3. ②、氷砂糖、ホワイトリカーを投入する。

作る時間／25分　おおよその値段／1,400円　飲みごろ目安／半年後

ワンポイントアドバイス　汚れが付着している場合は、ていねいに取り除いて！

疲労回復・便秘解消・免疫力向上・アンチエイジング・冷え緩和・ストレス解消・不眠解消・アレルギー緩和

かぼす酒

国内で生産されるかぼすの98％は大分県産で占めています。

さわやかな香りとまろやかな酸味のかぼすは、甘味と酸味のバランスがよく、果汁がたっぷり含まれています。

かぼすは、すだちやゆずと比べて酸味が穏やかでありながらも、酸味のもとである「クエン酸」はこれらの中でもっとも多く含まれています。

クエン酸は、胆液や胃液の分泌を促して食欲を増進させる効果があり、夏バテ防止に役立ちます。

また、疲労のもととなる乳酸を分解して、疲労の蓄積を防ぎ、疲労の原因を排除する働きがあると考えられています。

「ビタミンC」は抗酸化作用があり、疲労回復をはじめ、老化や生活習慣病の予防や肌環境を整える役割を果たします。皮膚や軟骨を構成するコラーゲンの生成に必要な栄養素です。

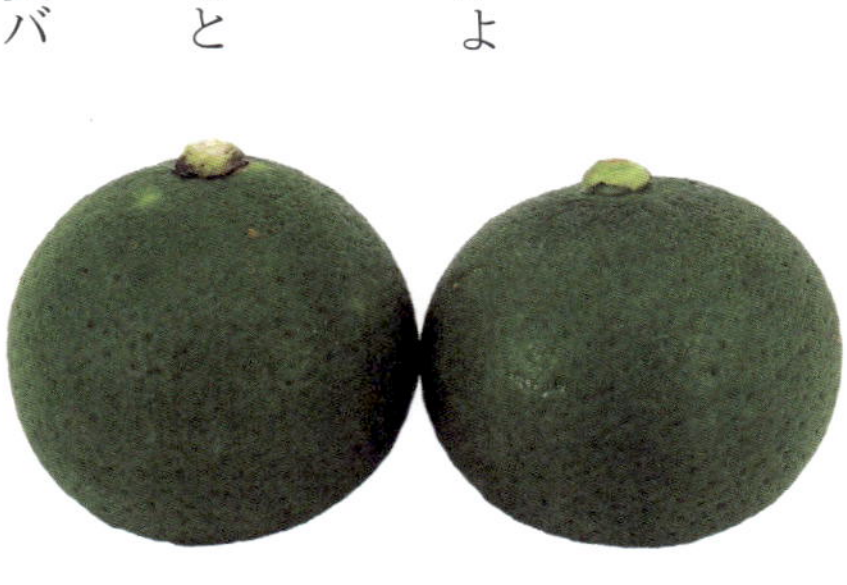

「カリウム」は、細胞の状態や血圧を調整しながら、常に一定したよい体の状態を維持する働きがあることが知られています。

それに加えて、余分な塩分の体外への排出を促して、高血圧やむくみ予防にも効果があるとされています。

6月頃よりハウスものが出回りますが、養生酒作りに適しているのは、お盆から9月頃に収穫される路地物のかぼすです。

熟すると皮は黄色くなりますが、養生酒作りには、緑色でツヤがあり、硬めのものが合います。

若い緑色のかぼすは香りと酸味が強く、熟した黄色のかぼすは果汁が多いという特徴があります。

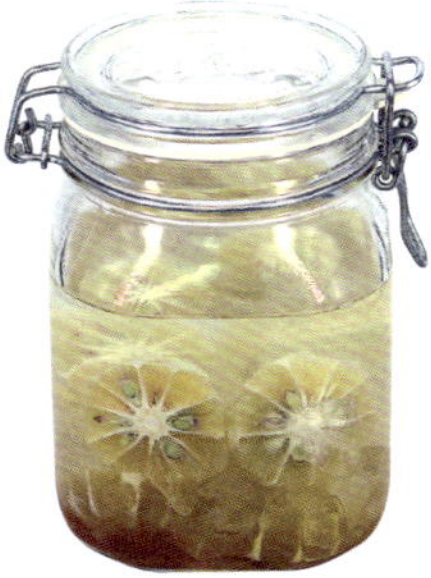

材料／かぼす 皮付きで800g（8〜16個位）、氷砂糖300g、はちみつ130g、本格焼酎900㎖

作り方／

❶ かぼすは皮をむき、白いわたをできるだけそぎ落として1cm幅の輪切りにする。

❷ ①、氷砂糖、はちみつ、本格焼酎を投入する。種も一緒に漬け込む。

❸ 2週間後、実と種を引き上げて濾す。※1週間後から飲めます。

作る時間／15分　おおよその値段／1,900円　飲みごろ目安／1週間後

ワンポイントアドバイス　スポーツドリンク割りやジャスミン茶割り、お湯割りもおすすめ！

疲労回復・便秘解消・免疫力向上・アンチエイジング・ストレス解消・疲れ目緩和・不眠解消

マンゴー酒

南国フルーツの代表格のマンゴー。複雑な甘さと独特の香り、やわらかでねっとりとした濃厚な味わいが魅力です。

マンゴーは栄養価が高く、体内で「ビタミンA」に変わる「β-カロテン」が豊富に含まれています。

β-カロテンは細胞の老化を抑える抗酸化作用があるため、疲労回復効果をはじめ、動脈硬化やがん予防に関わります。

また、免疫力を高めストレスや風邪予防になる「ビタミンC」、貧血予防によいとされる「葉酸」、腸の働きを整える「食物繊維」、体内の余計な塩分を排出する「カリウム」なども多く含まれていて、夏バテ予防に最適といわれています。

そして、夏の強い紫外線から肌を守ってくれる役割も担います。

β-カロテンなどの豊富なカロテノイドをはじめ、ビタミンA、ビタミンCには、強い抗酸化作用があります。

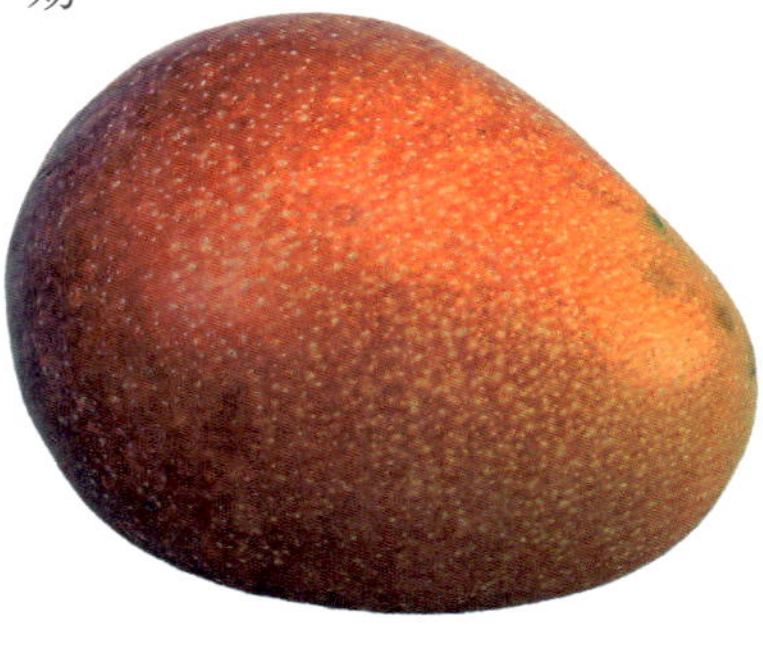

そのため、細胞の酸化を防ぐことができるので、シミやしわの予防に効果が期待できます。

さらにビタミンCには、メラニンの生成を抑えて日焼けを予防する働きもあるため、美白にも効果的です。

このようにマンゴーは、夏の暑さから身を守ってくれる果物であることがわかります。

一方で、冷え性の人は、食べ過ぎると必要以上に体を冷やしてしまうので気をつけましょう。

マンゴーはウルシ科の果物で、果皮に「ウルシオール」という漆の成分が含まれています。

体質によっては、かぶれるなどのアレルギー反応を起こすので注意が必要です。

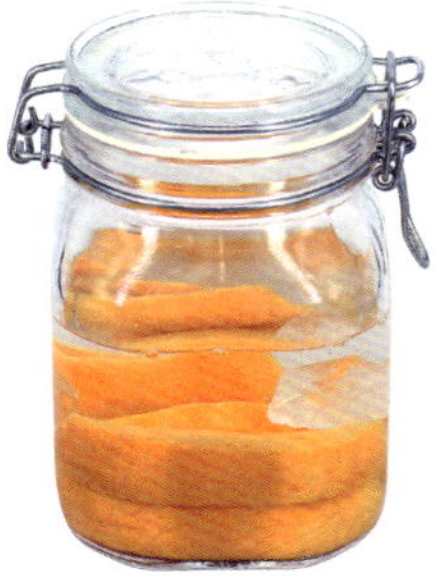

材料／マンゴー 皮をむいて正味320g（2個位）、氷砂糖40g、泡盛600mℓ

作り方／

❶ マンゴーの皮をむいて、種に沿って3枚に切り、さらに縦に切る。種は捨てる。

❷ ①、氷砂糖、泡盛を投入する。

作る時間／10分　おおよその値段／2,000円　飲みごろ目安／1か月後

ワンポイントアドバイス　果汁でもアレルギー反応を起こす人がいるのでご注意！

疲労回復・便秘解消・免疫力向上・アンチエイジング・ストレス解消・疲れ目緩和

ドラゴンフルーツ酒

南国フルーツらしいカラフルで個性的な見た目のドラゴンフルーツ。さわやかな甘味で、酸味は強くなくて食べやすいです。果肉に含まれるゴマのような黒い種は、プチプチとした歯ごたえがあります。別名「ピタヤ」。

スーパーフードと呼ばれるほどに、健康効果が高い果物です。

ほかの果物と比較しても、「マグネシウム」の量がトップクラスで、非常に多く含まれています。

マグネシウムには、「カルシウム」や「リン」とともに歯や骨を形成したり、血圧の維持をしたり、神経の興奮を抑えたりするなど、体の中のさまざまな反応に関わっています。

「カリウム」は、マグネシウム同様に、体に必要なミネラルの一種で含有量も多いです。体内の余分な塩分を体外に排出する作用があり、高血圧予防やむくみ軽減などの効果が期待できます。

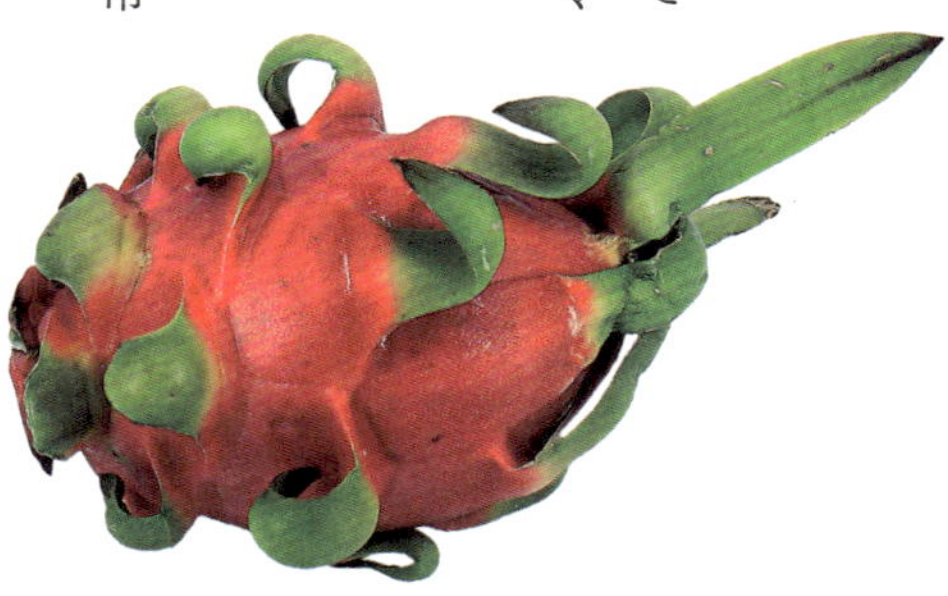

水に溶けない「不溶性食物繊維」も多く含まれています。腸内環境が整えられるので腸の働きを活発にし、便通の改善に有効です。

そのほか、コレステロール値や血糖値を下げ、免疫効果を高める「ビタミンB群」やコラーゲンを作るために必要不可欠な「ビタミンC」などのビタミン類、貧血予防になる「鉄」などのミネラル類、ポリフェノールなどが含まれていて、疲労を回復させ、夏バテ予防にもつなげます。

果肉の色は白と赤があり、白はさっぱりした甘さで、赤のほうが甘味は少し強めです。

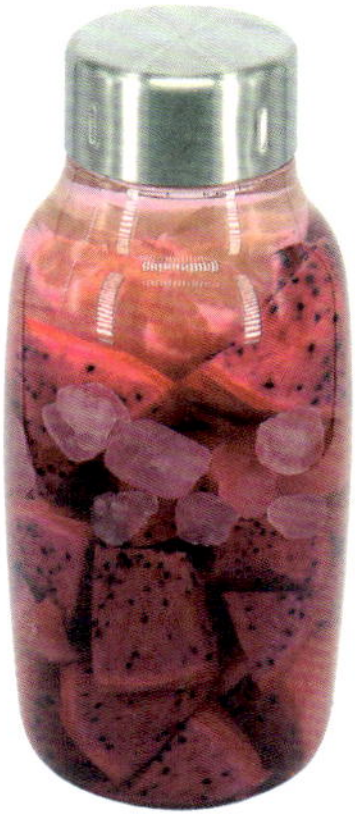

材料／ドラゴンフルーツ400g（2個位）、レモン1/2個、氷砂糖40g、泡盛600mℓ

作り方／
1. ドラゴンフルーツはよく水洗いし、水気をふき取る。
2. レモンは皮をむき、白いわたをできるだけそぎ落として1cm幅の輪切りにする。
3. 突起部分とひげ根を切り落とし、皮ごと一口大の乱切りにする。
4. ②、③、氷砂糖、泡盛を投入する。

作る時間／10分　おおよその値段／1,500円　飲みごろ目安／1か月後

ワンポイントアドバイス　果皮がみずみずしくハリがあり、ずっしり重いものを選んで！

疲労回復・便秘解消・免疫力向上・アンチエイジング・ストレス解消・疲れ目緩和・不眠解消・アレルギー緩和

マンゴスチン酒

酸味と上品な甘みがあるマンゴスチン。

〝果物の女王〟とも呼ばれているトロピカルフルーツです。

タイやフィリピンなど東南アジアで栽培されている南国の果物で、２００３年より生のマンゴスチンが輸入解禁になりました。

現在日本で流通しているものは、１００％海外産です。

「ビタミンB群」をやや多く含み、糖質や脂質の代謝を促し、エネルギーを作り出すのに役立ちます。「ビタミンB$_{1}$」は、皮膚や粘膜の健康維持を助ける働きもあります。

また、ビタミンB$_{5}$とも呼ばれる「パントテン酸」は、善玉コレステロールを増やして悪玉コレステロールを減らす働きがあります。これにより、動脈硬化の予防に役立っています。

それに加えてパントテン酸は、糖質やタンパク質、脂質の代謝にも欠かせない重要な成分です。

骨の発育に重要な「マンガン」や、体内の余分な塩分を排出する「カリウム」も、それぞれの役割を果たします。

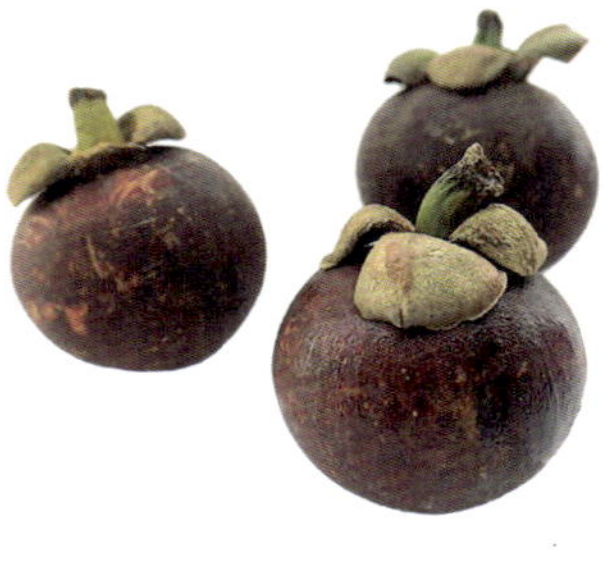

マンゴスチンの分厚い果皮にも栄養があり、ポリフェノールの一種である「キサントン」が含まれています。キサントンは強い抗酸化作用をもつため、疲労を回復させ、免疫力向上や老化防止に有効です。

果皮はそのまま食べることはできませんが、養生酒に投入して栄養を摂取することができます。

但し、果皮は入れすぎるとえぐみが出て味が悪くなるので、漬け込むのは少量にしましょう。

果皮が乾燥したものは、果肉が発酵しかけている場合もあるので、避けましょう。

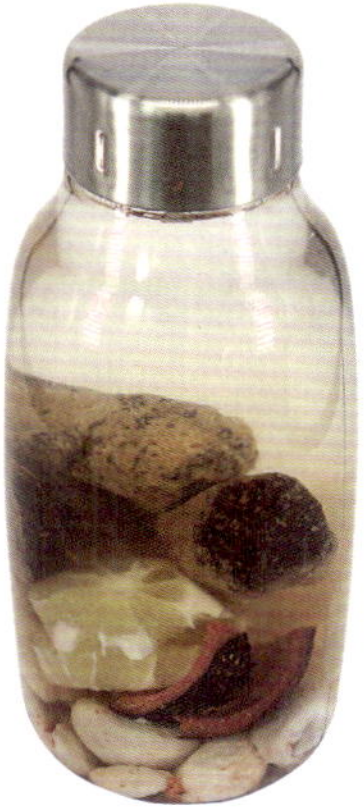

材料／マンゴスチン 皮をむいて正味130g（10個位）、マンゴスチンの皮15g、レモン1個、黒糖80g、泡盛600㎖

作り方／

1. マンゴスチンはよく水洗いし、水気をふき取る。
2. マンゴスチンは皮をむき、皮はきれいな部分を残しておく。実はひとつずつ手でほぐす。
3. レモンは皮をむき、白いわたをできるだけそぎ落として1cm幅の輪切りにする。
4. ②、③、黒糖、泡盛を投入する。
5. 2週間後、レモンとマンゴスチンの皮を引き上げ、そのまま飲みごろまで熟成させる。

作る時間／15分　おおよその値段／2,000円　飲みごろ目安／1か月後

ワンポイントアドバイス　果皮は赤紫色から濃い紫色になったときが食べごろサイン！

疲労回復・便秘解消・免疫力向上・アンチエイジング・ストレス解消・疲れ目緩和

洋梨酒

西洋梨とも呼ばれる洋梨は、シャリシャリとした食感とみずみずしさを味わう日本梨とは異なり、とろけるような食感と甘味、香りの強さが特徴です。

梨は水分が多く、健康効果が高いため〝梨は夏の疲れを癒す果物〟ともいわれています。

薬膳においては、梨は解熱効果のある食材として扱われています。梨に含まれる「アルブチン」や「カテキン」には解熱作用があり、発熱時には火照った体を冷ましてくれます。

アミノ酸の一種「アスパラギン酸」は、疲労のもととなる乳酸の分解を促すので、疲労回復に役立ちます。

日本梨より洋梨に多く含まれている果糖の一種「ソルビトール」は、体を動かすエネルギー源であり、疲労回復効果も期待できます。

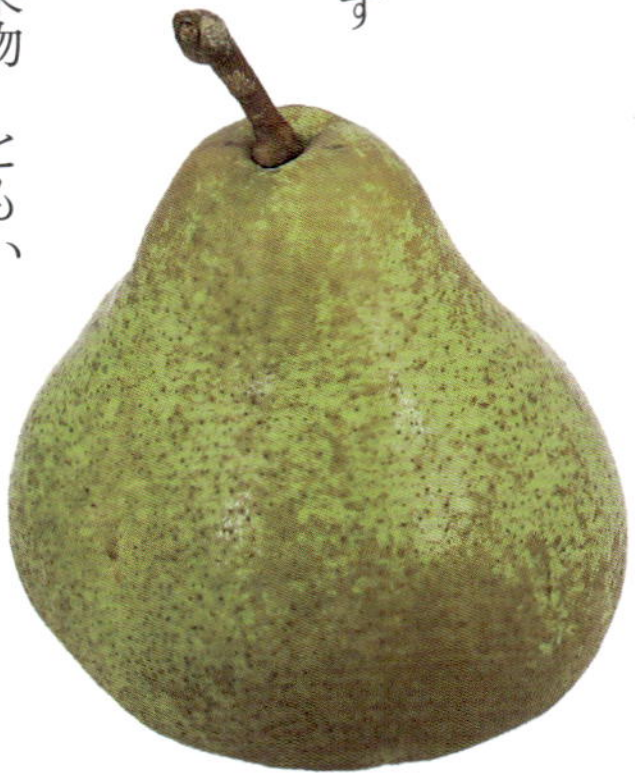

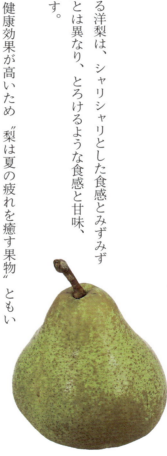

一般的な砂糖と比べて、ソルビトールは血糖値の上昇がおだやかなので、太りにくいといわれています。

また、咳止めやのどの炎症にも効果が期待できます。

「水溶性食物繊維」も多く含まれています。

腸の働きを助け、便通をよくする食物繊維は日本梨よりも多く含まれているので、整腸作用も強く働きます。


洋梨の国内トップシェア品種は「ラ・フランス」。フランス原産ですが、驚くことにラ・フランスが栽培されているのは日本だけです。栽培に手間がかかるという理由から、フランスで絶滅する寸前に、日本に苗木が持ち込まれました。

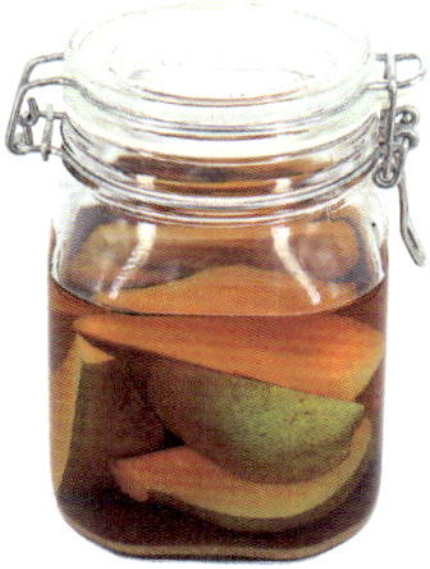

材料／洋梨600g（2～3個位）、てんさい糖90g、ブランデー900mℓ

作り方／

1. ぬるま湯を張ったボウルに洋梨を入れて、よく洗い、水気をふき取る。
2. 洋梨は縦6等分のくし切りにする。汚れが付いている頭とお尻のくぼみを切り落とす（この部分は捨てる）。
3. ②、てんさい糖、ブランデーを投入する。軸や種も一緒に漬け込む。

作る時間／10分　おおよその値段／1,400円　飲みごろ目安／2か月後

ワンポイントアドバイス　養生酒作りは日本梨でも可能ですが、香りの強い洋梨がおすすめ！

疲労回復・便秘解消・免疫力向上・アンチエイジング・冷え緩和・ストレス解消・疲れ目緩和・アレルギー緩和

すだち酒

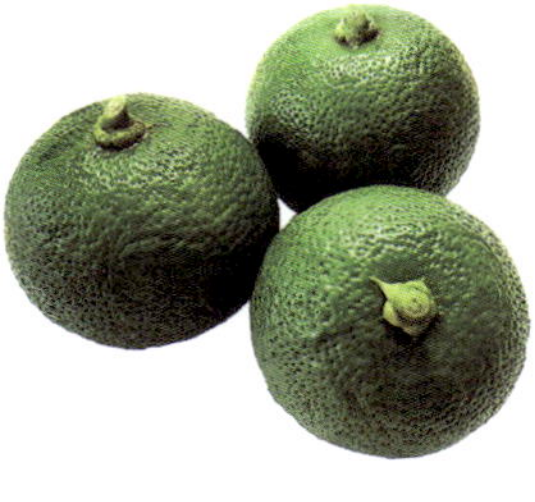

国内で流通されている98％が徳島県で生産されたすだちです。

酸味成分である「クエン酸」が豊富に含まれています。

クエン酸は、乳酸などの疲労物質の蓄積を抑えて疲労回復に役立ち、その酸味の強さで胆液や胃液の分泌を促して食欲を増進させ、血液をサラサラにして血栓を防ぐ効果が期待できます。

すだちのクエン酸含有量は、他の柑橘の中でも群を抜く多さで、レモンの1.5倍、みかんの4倍以上ものクエン酸が含まれています。

強い抗酸化作用がある「ビタミンC」の含有量も多く、疲労回復効果がダブルで働くほか、活性酸素を除去して細胞の老化を防ぎ、免疫力を高めて感染症を予防します。

また、シミやそばかすの原因となるメラニン色素の発生を抑制する働きもあり、美白効果も期待できます。鉄の吸収を助けて貧血を予防するのも、ビタミンCの特徴的な効果のひとつです。

「カリウム」は、体内の余分な塩分を排出し、高血圧の予防にもつなげます。

すだちの香り成分「リモネン」は、気持ちをリラックスさせ、不安や緊張の緩和に有効です。

通年出回っていますが、日本料理ではまつたけに合わせて利用されるため、松茸と同じく最盛期は9月頃です。

すだちの果皮にはレモン以上のビタミンCやカリウムが含まれているので、すだち酒作りには、ぜひ果皮も使ってくださいね。

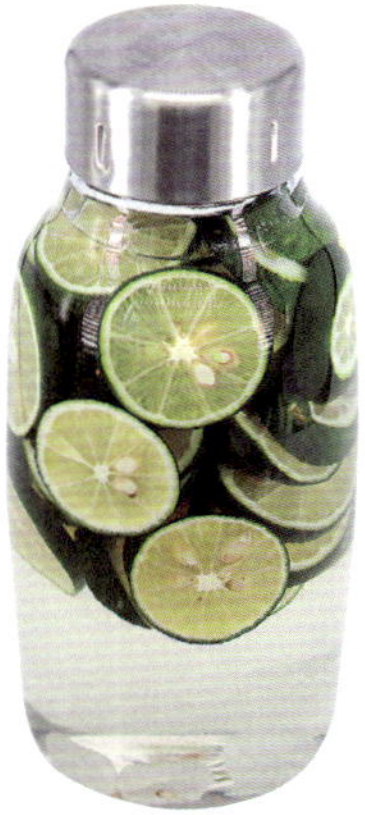

材料／すだち 皮付きで400g（13～20個位）、氷砂糖100g、ホワイトリカー900㎖

作り方／

1. ぬるま湯を張ったボウルにすだちを入れて、よく洗い、水気をふき取る。
2. ヘタを切り落として、皮付きで5mm幅に切る。ヘタは捨てる。
3. ②、氷砂糖、ホワイトリカーを投入する。種も一緒に漬け込む。
4. 1か月後、すだちを引き上げて濾し、そのまま飲みごろまで熟成させる。

作る時間／10分　おおよその値段／1,400円　飲みごろ目安／2か月後

ワンポイントアドバイス　**養生酒作りには、熟した黄色のものよりも、風味のよい若い緑色のものを！**

疲労回復・便秘解消・免疫力向上・アンチエイジング・冷え緩和・ストレス解消・不眠解消

ライム酒

ライムは、レモンと比べると酸味が少ないですが、特有の鋭い香りが特徴です。

酸味は「クエン酸」によるものです。クエン酸が豊富に含まれていて、摂取した糖や脂質、タンパク質などを効率よくエネルギーに変え、疲労回復の効果をもたらします。

また、ストレス解消や免疫力向上、成人病予防などにも役立つといわれています。

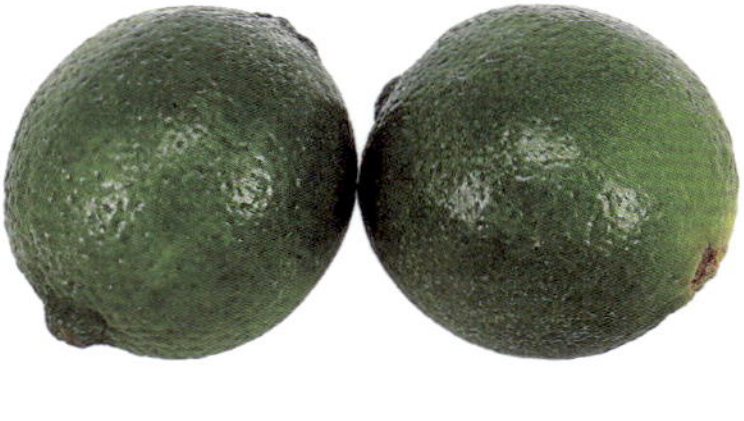

「ビタミンC」は、レモンやかぼすより少ないものの含有量は豊富です。

疲労回復をはじめ、風邪の予防や肌荒れにも有効といえるでしょう。

ライムには、ポリフェノールの一種「エリオシトリン」が入っています。

エリオシトリンは、別名「レモンポリフェノール」と呼ばれていて、ライムやレモンに豊富に含まれている栄養です。

強い抗酸化作用を持っているため、疲労回復効果に加え、細胞の老化を防ぐアンチエイジング効果も期待できます。

エリオシトリンは、特にライムの皮の部分に多く含まれているので、養生酒作りの際は、皮も漬け込むことがおすすめです。

ライムには、「リモネン」というリラックスできる香りの成分も含まれています。

リモネンは精神的な効果だけではなく、交感神経を活性化させて血流をよくする効能や、食欲増進や消化促進といった身体的な効果も確認できます。

流通されているライムのほとんどがメキシコ産で、一年中出回っています。

熟したライムは黄色くなり酸味が抜けてきますので、ライムを選ぶ際は、皮に張りのある、緑色の濃いものにしましょう。

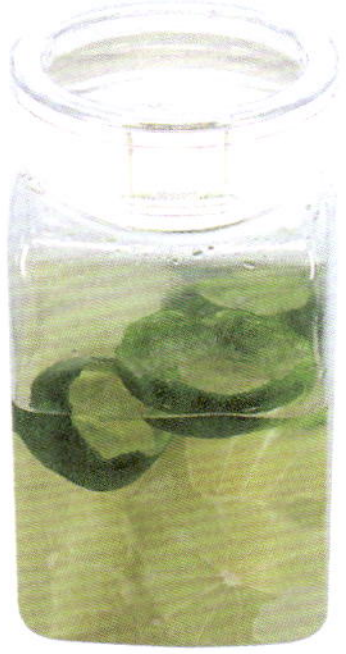

材料／ライム350g（4〜5個位）、ライムの皮15g（2個分位）、氷砂糖50g、ホワイトラム酒700mℓ

作り方／

1. （外国産のものは農薬が付着しているので）塩を適量手に取り、ライム全体をやさしくもむようにこすり、流水で洗い流す。
2. ライムの皮をむき、白いわたをできるだけそぎ落として1cm幅の輪切りにする。使用する皮のわたもできるだけそぎ落とす。
3. ②、氷砂糖、ホワイトラム酒を容器へ投入する。
4. 2週間後に皮を引き上げ、漬け込みトータル2か月後に実を引き上げて濾す。

作る時間／20分　おおよその値段／2,400円　飲みごろ目安／2か月後

ワンポイントアドバイス
ライムは多くのカクテルに利用されていて、洋酒と相性がよいです！

疲労回復・便秘解消・免疫力向上・アンチエイジング・冷え緩和・ストレス解消・疲れ目緩和・不眠解消・アレルギー緩和

レモンの皮酒

イタリアでは、90度以上のアルコールにレモンの皮を漬け込んだレモンリキュールのことを「リモンチェッロ」と呼び、古くから各家庭で常備酒として作る文化がありました。

レモンは、実よりも皮に栄養素や香り成分が多く含まれています。

レモンの皮には、腸内環境を改善する「食物繊維」や、中性脂肪の吸収を抑える「ファイトケミカル」も豊富に含まれています。

「ルチン」というポリフェノールも含まれています。ルチンには強い抗酸化作用があり、疲労回復やアンチエイジング、生活習慣病の予防に役立つといわれています。

さわやかな香りのもとは「リモネン」です。リモネンもレモンの皮に多く含まれており、気分をリラックスさせてくれて、ダイエット効果も期待できます。

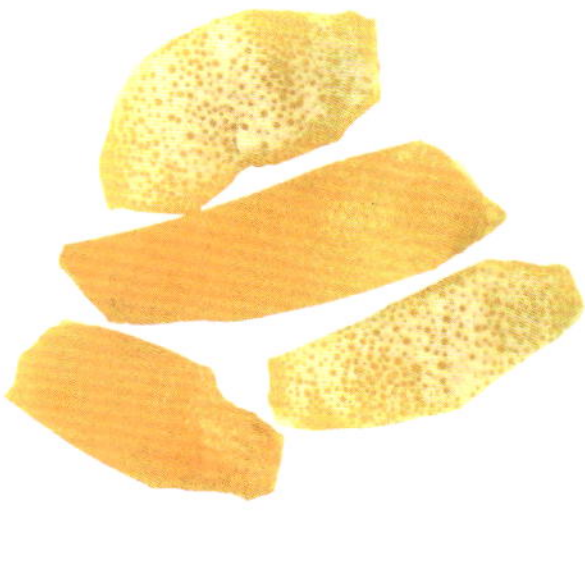

農薬や防カビ剤不使用の国産レモンがベストですが、高価かつ販売先が限られていて、手に入りにくいのが現実です。

外国産レモンは、「ポストハーベスト農薬」（収穫後に行う防腐剤や防カビ剤の処理。国内での使用は禁止されている）を心配する声もありますが、輸入時に基準値の検査が行われており、健康への問題はないとされています。

それでも、農薬や付着物が気になる場合は、塩を適量手に取り、レモン全体をやさしくもむようにこすってから、流水で洗い流してください。

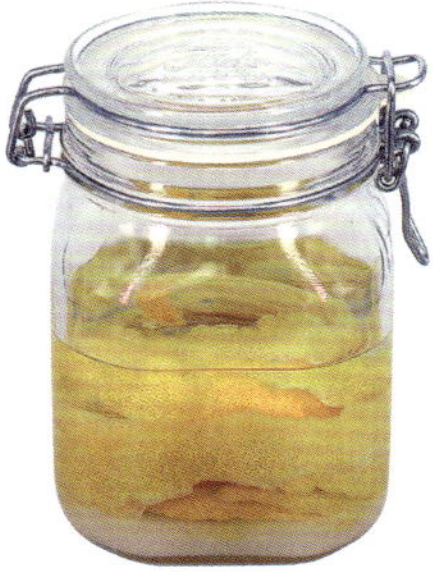

材料／レモンの皮 黄色い部分だけで100g（6個位）、グラニュー糖100g、ウォッカ700mℓ
※実はそのまま「レモン酒」（59ページ参照）の材料になるので、同時に作ることをおすすめします

作り方／
1. ぬるま湯を張ったボウルにレモンを入れて、洗う。
《農薬などが気になる場合》塩を適量手に取り、レモン全体をやさしくもむようにこすり、流水で洗い流す。
2. レモンの皮をむき、白いわたをできるだけそぎ落とす。
3. ②、グラニュー糖、ウォッカを容器へ投入する。
4. 1週間後、レモンの皮を引き上げて濾し、そのまま飲みごろまで熟成させる。

作る時間／25分　おおよその値段／1,600円　飲みごろ目安／2週間後

ワンポイントアドバイス　包丁を寝かせるように使うと白いわたが取れやすくなります！

疲労回復・便秘解消・免疫力向上・アンチエイジング・冷え緩和・ストレス解消・疲れ目緩和・不眠解消・アレルギー緩和

レモン酒

「ビタミンC」といえばレモンといわれるだけあって、レモン1個あたりのビタミンC含有量は約１００㎎と、柑橘類の中でもトップクラスです。

ビタミンCは強い抗酸化作用があり、疲労回復や老化予防、生活習慣病の予防に効果を発揮します。

また、丈夫な血管や筋肉、骨、皮膚などをつくるコラーゲンの合成にも必要不可欠です。

コラーゲンはタンパク質の約30％を占めており、皮膚や骨をしっかり結びつける接着剤のような働きをしています。

ビタミンCを摂取しコラーゲンを合成すると、体が健康な状態を維持し、肌のハリが保たれたり、骨がもろくなる骨粗しょう症を予防したりすることができます。

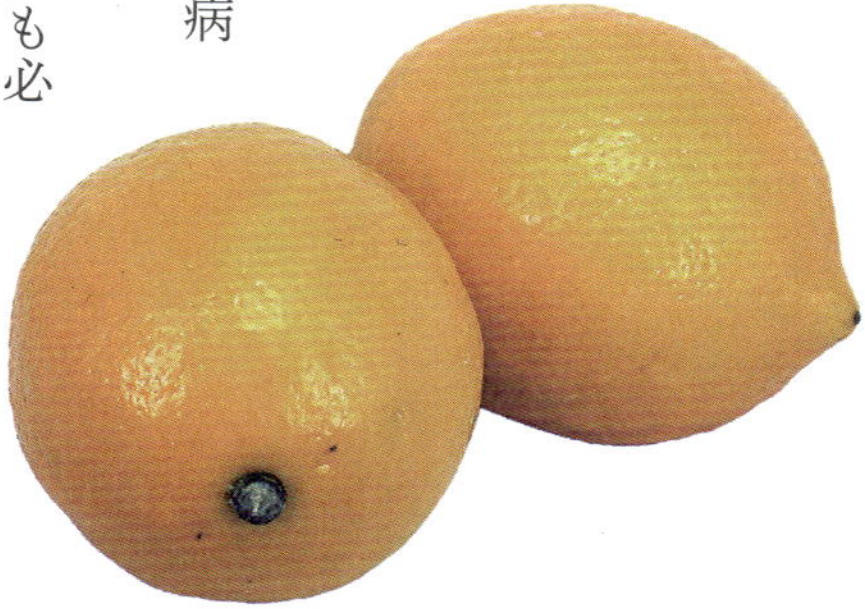

レモンの酸味の成分である「クエン酸」も豊富です。クエン酸は、疲労物質である血液中の乳酸

を分解し、疲労回復を早めてくれるので、免疫力アップや血流改善、美肌効果といった効能も期待できます。

そして、クエン酸の「キレート作用」でも、骨密度はアップします。キレート作用とは、カルシウムなどのミネラルを腸から吸収しやすくする機能のことです。

輸入レモンは年中出回っていますが、国産レモンの旬は冬です。10～12月頃まではグリーンレモンと呼ばれる緑色のもの、12～翌3月頃までは黄色いものが出回ります。

緑色のものは酸味が深く果汁が少なめで、黄色のものは酸味がおだやかで果汁が多めです。

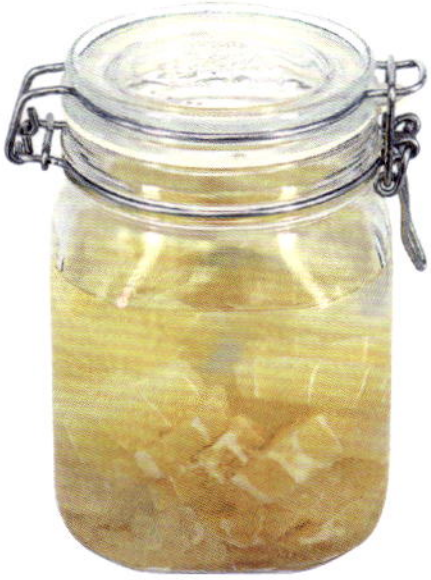

材料／レモン 皮をむいて正味350g（6個位）、氷砂糖200g、ジン700mℓ
※むいた皮はそのまま「レモンの皮酒」（57ページ参照）の材料になるので、同時に作ることをおすすめします

作り方／
1. レモンは皮をむき、白いわたをできるだけそぎ落として1cm幅の輪切りにする。
2. ①、氷砂糖、ジンを容器へ投入する。
3. 2か月後、レモンを引き上げて濾す。

作る時間／15分　おおよその値段／1,600円　飲みごろ目安／2か月後

ワンポイントアドバイス　レモン酒作りには、緑色のレモンと黄色のレモンのいずれも使えます。お好みで選んで！

疲労回復・便秘解消・免疫力向上・アンチエイジング・ストレス解消・疲れ目緩和・不眠解消

ゴーヤ酒

1993年に沖縄県の野菜や果物が全国に出荷されるようになり、沖縄ブームもあって全国に広まったゴーヤ。別名「にがうり」「ツルレイシ」。

薬膳としての効能は、上半身にこもる熱を冷ます働きがあります。

夏バテの人、ほてりやのぼせ、喉の渇きが気になる人におすすめしたい野菜です。

冷え症の人は摂りすぎに注意しましょう。

独特の苦味が特徴的なゴーヤですが、この苦味は「モモルデシン」という苦味成分で、20種類以上のアミノ酸からできています。

モモルデシンは、弱った胃腸の粘膜を保護し、胃腸の調子を整える働きがあり、食欲増進効果があります。

また、コレステロールや老廃物を排出する効果も期待できます。

「ビタミンC」が豊富で、100g中のビタミンC含有量はトマトの約5倍もあります。

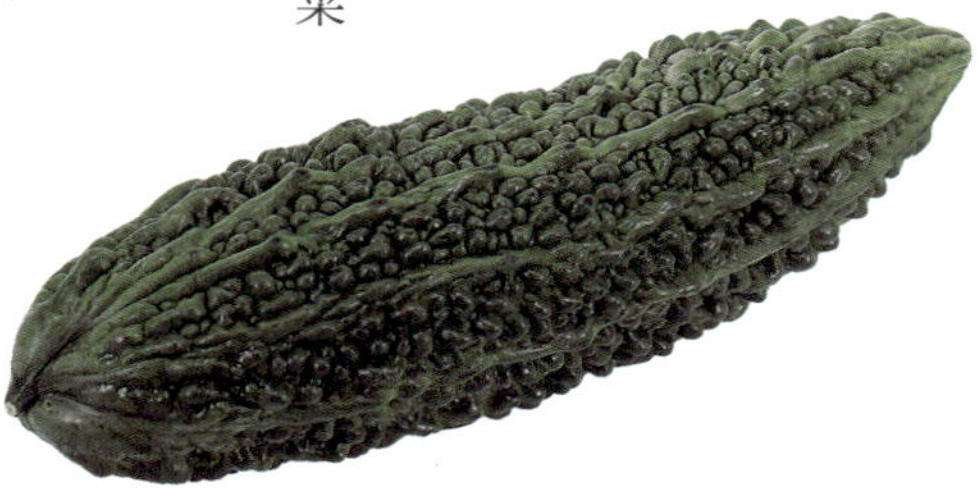

シミやソバカスの原因となるメラニン色素の生成を予防するほか、肌にハリや弾力を与えるコラーゲンの生成にも欠かせない栄養素です。

高血圧やむくみ予防に役立つ「カリウム」や、便通を整えて食後に急激な血糖値上昇を抑える効果があるとされる「食物繊維」も含まれています。

ゴーヤのわたを捨てる人が多いですが、実はわたには果皮の約1.7倍ものビタミンCが含まれています。わたも美味しいので、捨てずに食べてくださいね。

ゴーヤ酒の苦味が気になる人は、グレープフルーツやパイナップルなどのフルーツジュースで割ると苦味が抑えられて飲みやすくなります。

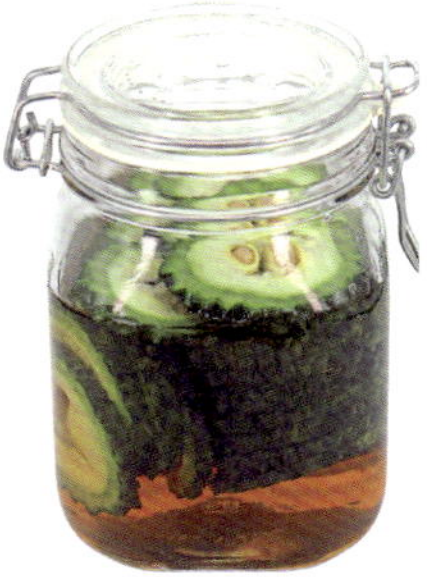

材料／ゴーヤ350g（1〜2本）、はちみつ大さじ2、ウイスキー700㎖

作り方／
1. ゴーヤは水洗いし、水気をふき取る。
2. ゴーヤは5mm幅の輪切りにする。
3. ②、はちみつ、ウイスキーを容器へ投入する。わたや種も一緒に漬け込む。

作る時間／18分　おおよその値段／1,100円　飲みごろ目安／2か月後

ワンポイントアドバイス
苦味が気になる人は、
はちみつを多めに入れて漬け込みましょう！

疲労回復・便秘解消・免疫力向上・アンチエイジング・冷え緩和・ストレス解消・疲れ目緩和・不眠解消

パクチー酒

パクチーは独特の強い香りを持つので、好き嫌いが分かれますが、タイやベトナムなどでは家庭料理に欠かせないハーブです。別名「コリアンダー」「香菜（シャンツァイ）」。

薬膳としての効能は、体を温めて消化を促し、発汗させます。独特の香りは気の巡りをよくするので、特に消化不良や吐き気、食欲不振、胃痛などの胃腸の調子のすぐれないときにおすすめです。気を巡らせて胸のつかえをとるので、イライラするときには心を落ち着かせてくれます。

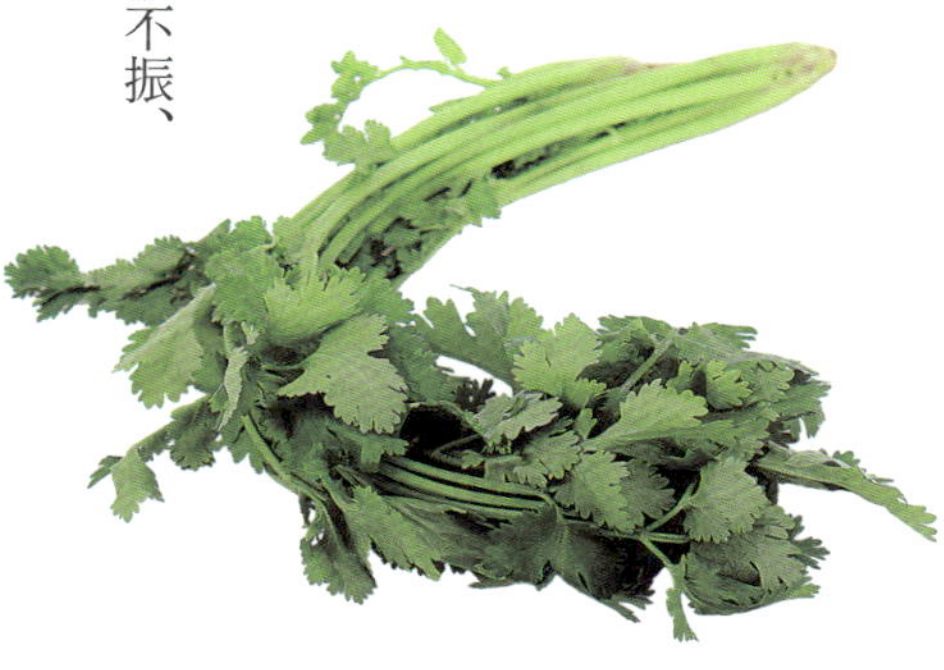

抗酸化作用がある「β-カロテン」が豊富に含まれています。疲労回復効果に加えて、体の酸化を抑えてさび付かせないようにする老化予防にも効果的といわれています。

また、β-カロテンは、体内で「ビタミンA」に変換され、皮膚や粘膜の健康維持や眼精疲労回復の役割も担っています。

β-カロテン同様に抗酸化作用のある「ビタミンC」も豊富に含まれていますので、健康と美容によりいっそうの効果が期待できます。

便秘解消を促す「食物繊維」や、骨や歯を強くする「カルシウム」も含まれています。

独特の香り成分「セルミン」や「デカナール」は生のパクチーにしか含まれておらず、パクチーを乾燥させた乾燥スパイスには含まれていません。

パクチー酒は、炒めものや鍋料理に料理酒としても使えますが、熱を加えることでパクチーの香り成分は飛ぶので、最後の仕上げに加えてくださいね。

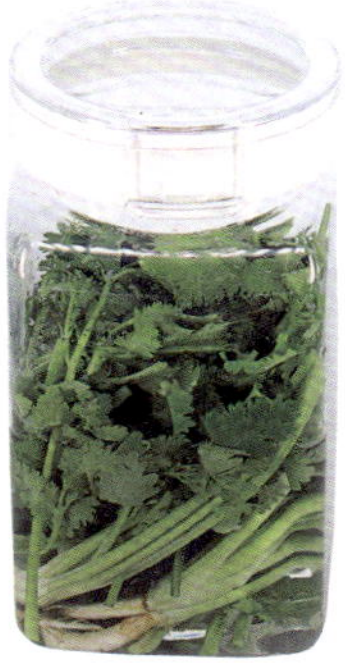

材料／パクチー130g、ホワイトリカー900mℓ

作り方／

1. ボウルに水を張り、パクチーを洗う。根元はブラシでこすり洗いする。
2. パクチーをざるにあげて水切りし、キッチンペーパーで水気をおさえるようにふき取る。
3. パクチーを容器に入るサイズに切る。
4. ③、ホワイトリカーを容器へ投入する。
5. 2週間後、パクチーを引き上げて濾し、そのまま飲みごろまで熟成させる。

作る時間／20分　おおよその値段／1,100円　飲みごろ目安／1か月後

ワンポイントアドバイス　パクチーを洗った後は
腐敗させないために水気をしっかりふき取りましょう！

疲労回復・便秘解消・免疫力向上・アンチエイジング・冷え緩和・ストレス解消・疲れ目緩和・不眠解消・アレルギー緩和

高麗人参酒

漢方の中でも抜群の滋養強壮力があり、枝分かれした根の形が人の姿を思わせることから「人参」と呼ばれるようになりました。人参といっても野菜の人参とは全くの別物です。別名「オタネニンジン」「朝鮮人参」。

古くから不老長寿の薬として重宝され、秦の始皇帝も愛用していたといわれています。貴重な薬草であったため使用できるのは、ごく限られた上流階級の人だけでした。

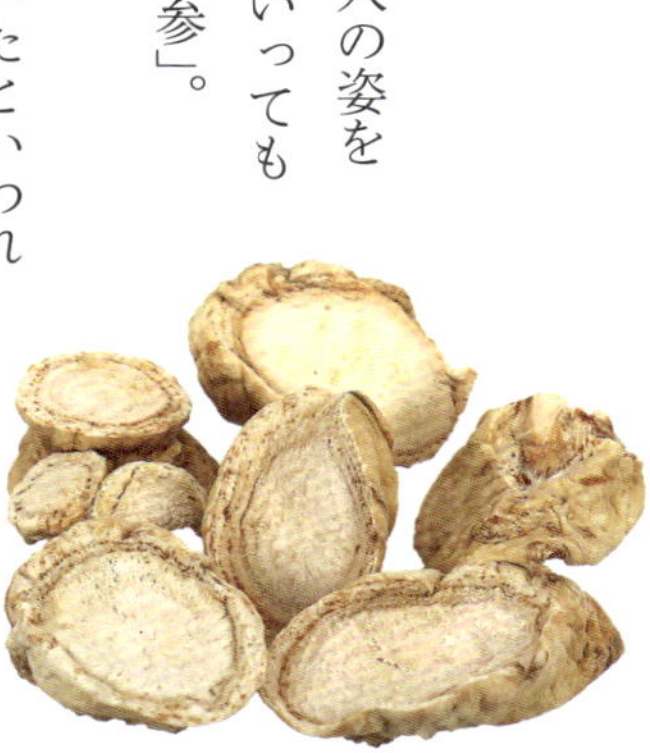

高麗人参の主成分は「サポニン」です。

サポニンは他の植物にも含まれている成分ですが、高麗人参には圧倒的にしのぐ量が含まれていて、効能も非常に高いです。

サポニンは血行をよくするので、皮膚の新陳代謝を活発にし、シミや吹き出物の原因になる老廃物を体外に排出することができます。この新陳代謝の活性化により、成人病や便秘の予防になり、老化予防や美肌をもたらしてくれます。

このように血行が改善されることで、冷え性や低血圧、貧血の回復効果も期待できます。

また、サポニンには、ストレスからくる自律神経を整えて、ストレスの緩和やホルモンバランスを整える働きがあります。そのため、女性のPMSや更年期障害など、不安定な心身の症状もやわらげるといわれています。

漢方専門店では高額で販売されている高麗人参ですが、オンラインショップなどでは、根の細いものであれば少量でも販売されています。

効能の高さは太い根幹のものにはかないませんが、比較的安価で購入できる細い根のものはおすすめです。

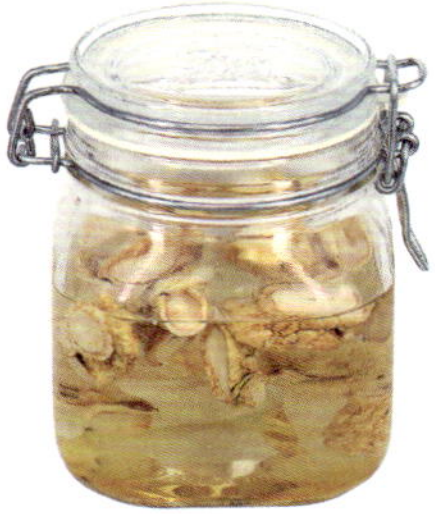

材料／高麗人参（乾燥）50g、氷砂糖50g、はちみつ大さじ1、ホワイトリカー450mℓ

作り方／

❶ 全ての材料を容器へ投入する。

作る時間／3分　おおよその値段／3,500円～

飲みごろ目安／6か月後（熟成させるほどよい）

ワンポイントアドバイス　汚れが気になる場合は、固く絞ったぬれ布巾で汚れをふき取りましょう！

疲労回復・便秘解消・免疫力向上・アンチエイジング・冷え緩和・ストレス解消・疲れ目緩和

ネクタリン酒

ネクタリンは桃の変種ですが、果皮にうぶ毛がないので皮ごと食べることもできます。別名「油桃（ゆとう）」。

桃よりも小さく、酸味が強めで果肉はしっかりしています。

出回りは7～9月で、旬は8月。

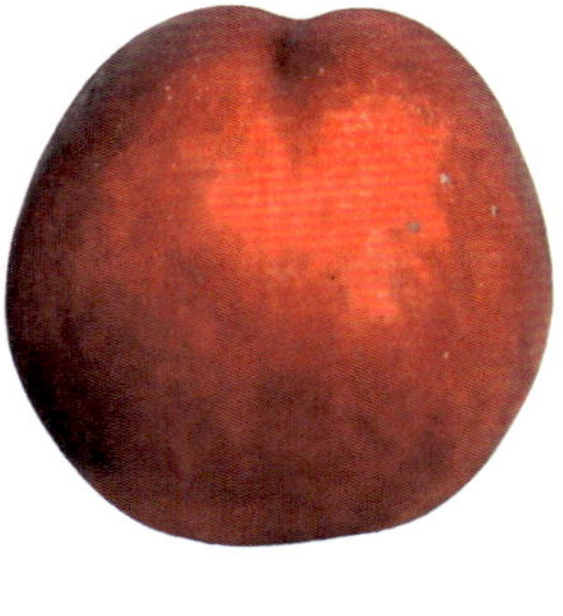

桃と比べてネクタリンは、繊維質が豊富な上に「ビタミンC」や「ビタミンA」も多く含まれています。さらに「ビタミンE」「カリウム」「葉酸」などの含有量も多いです。

桃より高い栄養価があり、便秘解消とアンチエイジングに有効です。

「食物繊維」は水溶性食物繊維と不溶性食物繊維に大きく分けられますが、ネクタリンはどちらもバランスよく含まれています。そして食物繊維は便通を整えるために、余分な脂質や糖、塩分を吸着して体外に排出する役割を果たします。

「ビタミンC」はコラーゲン生成を促して肌にハリや弾力を取り戻し、「ビタミンA」は目や皮膚の粘膜を健康に維持する効果が期待できます。

〝若返りのビタミン〟とも呼ばれる「ビタミンE」は、強い抗酸化作用で体の酸化を防ぎ、老化や生活習慣病を予防する働きがあります。

「カリウム」も豊富に含まれていて、余分な塩分を体外へ排出させるほか、筋肉の収縮にも関わるなどの役割を担います。

ビタミンB群の一種「葉酸」は、細胞の新生をサポートします。

食べごろは、全体的に赤くなり、甘い香りがする、少しやわらかい状態ですが、ネクタリン酒作りにはその一歩手前のものを使いましょう。

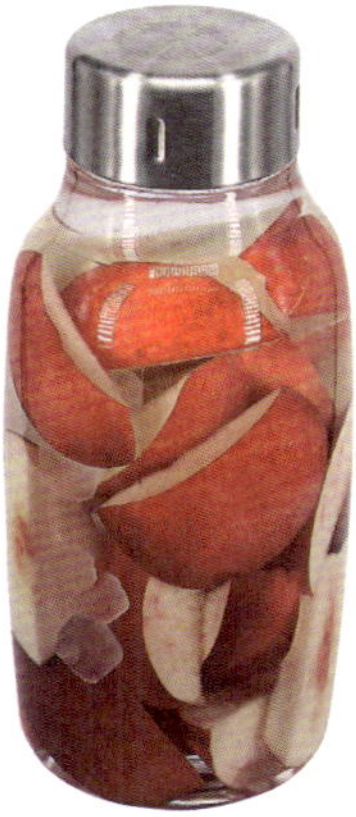

材料／ネクタリン640g（3～4個位）、氷砂糖60g、ホワイトリカー900mℓ

作り方／

❶ 水を張ったボウルにネクタリンを入れて、傷つけないように洗い、水気をふき取る。

❷ ネクタリンは割れ目に沿って包丁を種に当たるまで入れ、1周まわしながら切る。手で左右にひねって2等分にし、種を取る。

❸ ネクタリンの半分をさらに縦3等分のくし切りにする。種は捨てる。

❹ ②、氷砂糖、ホワイトリカーを投入する。

作る時間／10分　おおよその値段／1,300円　飲みごろ目安／2か月後

ワンポイントアドバイス　追熟させる場合は室内で。日光や風に長時間当てるのはNG！

疲労回復・便秘解消・免疫力向上・アンチエイジング・冷え緩和・ストレス解消

桃酒

果汁たっぷりでやさしい甘さの日本の桃は、世界でも高く評価されています。人気の桃ですが、経済樹齢（安定的に収穫できる期間）が短く、降雨量によって品質が左右されることもあるなど、栽培が難しい果物です。

出回りは6～9月で、旬は7～8月。

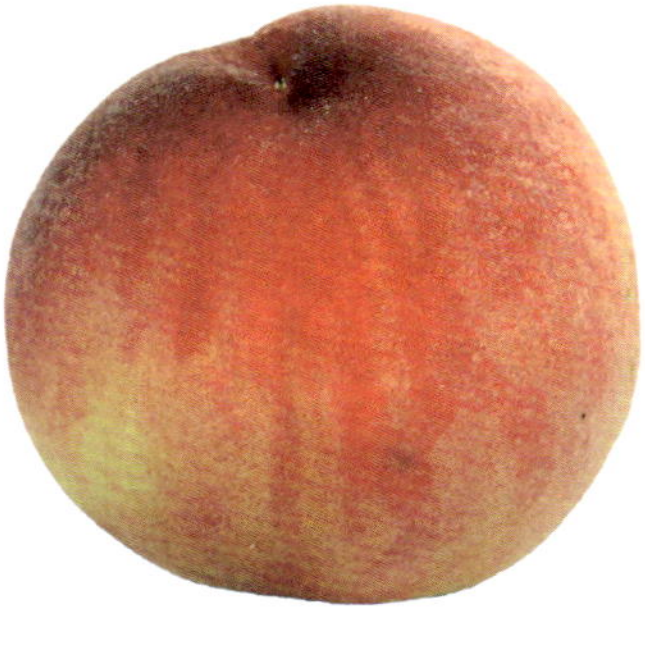

桃は甘味がありながらも低カロリーで、女性にうれしい栄養成分が豊富に含まれています。

水溶性食物繊維の一種「ペクチン」は便秘解消に効果的なほか、血糖値の上昇をおだやかにしたりコレステロール値を下げたりする作用もあります。

「カリウム」は、体内の余分な水分を排出する働きがあるので、むくみ解消に期待できます。

肌を健やかに保つ「ビタミンC」は、美肌のもととなるコラーゲンが作られる際に欠かさず、またシミやソバカスの原因となるメラニン色素の生成を抑制してくれます。

アンチエイジングに欠かせない「ビタミンE」は、抗酸化作用により私たちの体がサビつかない（酸化しない）ようにしてくれ、老化防止に一役買ってくれるでしょう。

また、冷え性の緩和や血行をよくする効果のある「鉄分」や「マグネシウム」も含まれていて、桃はまさに女性の味方ともいえる果物です。

桃は葉にも高い効能があります。乾燥させた葉をお風呂に入れると、あせもやかぶれなどの症状緩和に役立ちます。市販の桃の葉エキス入りの入浴剤は、この作用を利用しています。

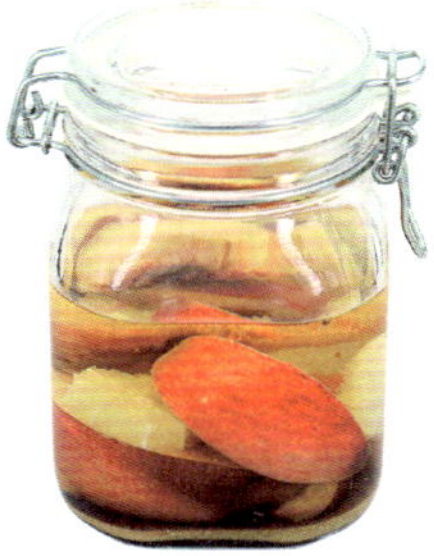

材料／桃500g（2個位）、レモン1個、てんさい糖80g、ホワイトリカー900mℓ

作り方／
❶ 水を張ったボウルに桃を入れて、傷つけないように洗い、水気をふき取る。
❷ 桃は割れ目に沿って包丁を種に当たるまで入れ、1周まわしながら切る。手で左右にひねって2等分にし、種を取る。
❸ 桃の半分をさらに縦4等分のくし切りにする。種は捨てる。
❹ レモンは皮をむき、白いわたをできるだけそぎ落として1cm幅の輪切りにする。
❺ ③、④、てんさい糖、ホワイトリカーを投入する。
❻ 2週間後、レモンを引き上げ、そのまま飲みごろまで熟成させる。

作る時間／10分　おおよその値段／1,300円　飲みごろ目安／2か月後

ワンポイントアドバイス　桃は低カロリーとはいえ、食べ過ぎは糖分過剰になるのでNG！

疲労回復・便秘解消・免疫力向上・アンチエイジング・冷え緩和・ストレス解消・疲れ目緩和・不眠解消

いちじく酒

プチプチの食感とやさしい甘さが特徴的ないちじく。外部から花が見えないとの理由で「無花果」という漢字が当てられました。

〝不老長寿の果物〟と呼ばれるほど、いちじくは豊富な栄養成分で構成されています。

水溶性食物繊維の一種「ペクチン」が多く含まれています。ペクチンは大腸に働きかけ、腸内環境を整えて便秘を予防する働きが期待できます。

また、糖質の吸収を抑えたり、コレステロール値を下げたりする作用もあります。

腸内環境がよくなると老廃物をため込みにくくなるので、肌荒れが減り、美肌効果も期待できます。

ミネラルの一種である「カリウム」が豊富です。体内の余分な塩分や水分を排出するので、デトックス効果があります。

さらに水分調整をしてくれる働きがあるので、むくみやすい人にはおすすめの栄養素です。

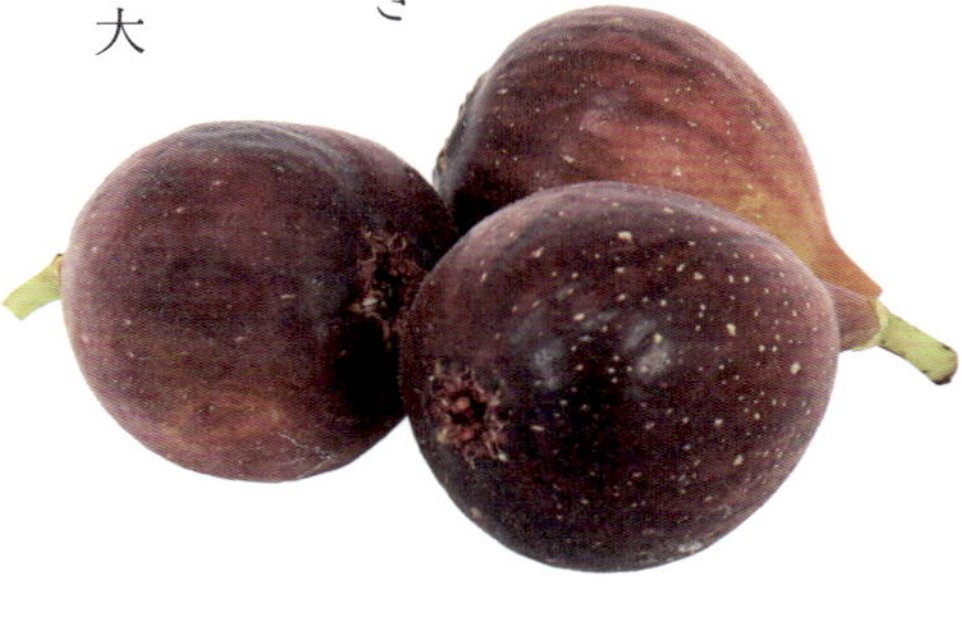

カリウムと同じくミネラルの一種「鉄」は、貧血予防に役立ちます。

カリウムも鉄も、日本人が不足しがちな栄養素なので、積極的に摂るとよいでしょう。

ポリフェノールの一種「アントシアニン」には抗酸化作用があり、アンチエイジングにも一役買っています。

いちじくの皮をむいたときに出てくる白い液は、タンパク質分解作用がある消化酵素の「フィシン」です。

フィシンは消化を早めるだけではなく、食べ過ぎた際の胃もたれを防ぐ効果も期待できるでしょう。

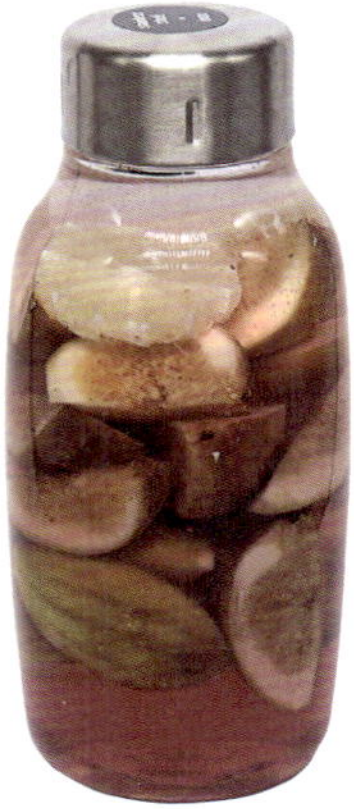

材料／いちじく350g（4〜6個位）、レモン1個、氷砂糖30g、ホワイトラム酒700mℓ

作り方／

❶ いちじくはよく洗い、水気をふき取る。
❷ 軸を切り落とし、縦半分に切り、それぞれ縦に3等分する。
❸ レモンは皮をむき、白いわたをできるだけそぎ落として1cm幅の輪切りにする。
❹ ②、③、氷砂糖、ホワイトラム酒を投入する。
❺ 2週間後、レモンを引き上げ、そのまま飲みごろまで熟成させる。

作る時間／12分　おおよその値段／1,950円　飲みごろ目安／2か月後

ワンポイントアドバイス　いちじく酒を肉料理の料理酒として使うと、お肉がやわらかくなります！

スターフルーツ酒

90％以上が水分で、サクサクの食感とさっぱりとした甘酸っぱさのあるスターフルーツ。正式名は「ゴレンシ」ですが、輪切りにすると星形なので、スターフルーツの名が定着しました。

沖縄県産と宮崎県産があり、出荷のピークは年2回。9～11月、1～3月。

スターフルーツは、ビタミンやミネラルが含まれている上に、カロリーが低いので、ダイエット中の人にもおすすめです。

腸の働きを活発にし、コレステロール値を下げる効果のある「食物繊維」が豊富です。食物繊維は、水溶性食物繊維と不溶性食物繊維に大きく分けられますが、スターフルーツにはどちらも含まれています。

水溶性食物繊維は、水に溶けてゲル状になる性質があるため、便をやわらかくして排泄を促したり、糖の吸収をおだやかにしたりします。

そして不溶性食物繊維は、水分を吸収してふくらむことで、腸を刺激して大腸のぜん動運動を活発にし、排泄を促します。

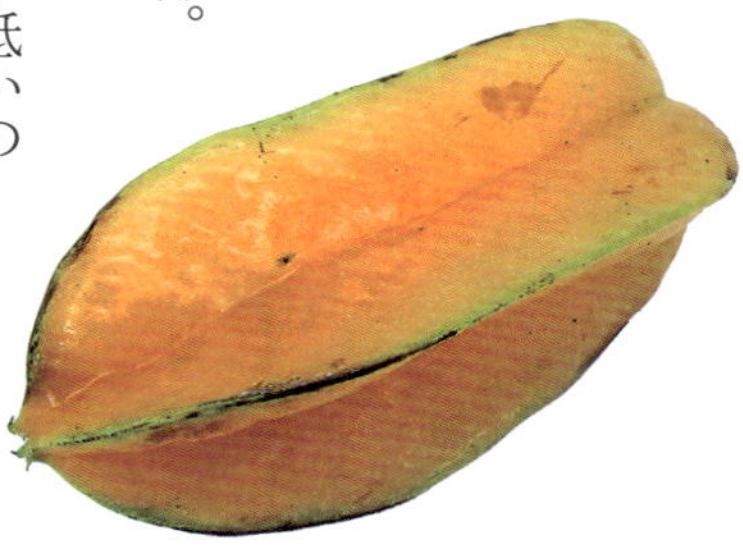

「カリウム」は、細胞内液の浸透圧を調整して一定に保つ働きがあります。

「ビタミンC」は、皮膚や血管、軟骨などのコラーゲンを作るために欠かせない栄養成分です。

甘味の強い「甘味種」と酸味の強い「酸味種」がありますが、現在日本で栽培されているスターフルーツの多くは、日本人の好みに合わせた甘味種です。

スターフルーツは、果皮につやとハリのあるものを選びましょう。

果皮にハリがなく、しわのあるものは、熟れすぎてしまっているので避けてくださいね。

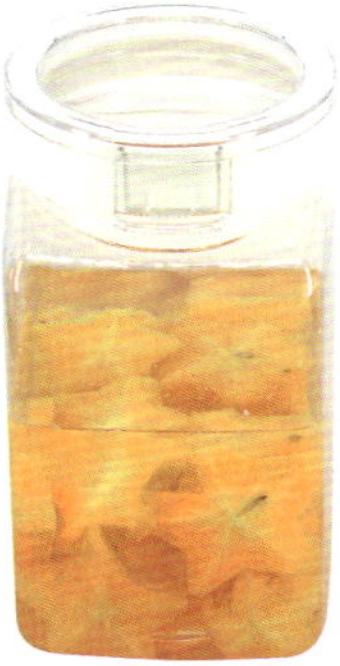

材料／スターフルーツ300〜350g（2個位）、泡盛600㎖

作り方／

❶ スターフルーツは水洗いし、水気をふき取る。
❷ ①を7mm幅の輪切りにする。
❸ ②、泡盛を投入する。

作る時間／8分　おおよその値段／1,400円　飲みごろ目安／1か月後

ワンポイントアドバイス　漬け込み、生食のいずれも、熟す前の少し硬めのものを選んで！

疲労回復・便秘解消・免疫力向上・アンチエイジング・ストレス解消・疲れ目緩和・不眠解消・アレルギー緩和

りんご酒

欧米では、昔から「1日1個のりんごは医者を遠ざける」ということわざがあるほど、りんごは栄養価の高い果物です。

薬膳としての効能は、体を潤し、熱を冷ます働きがあり、のどの渇きやほてりを鎮め、胃腸の調子を整えて便秘や下痢を改善します。

「ポリフェノール」が豊富で、強い抗酸化作用があります。動脈硬化を抑制する作用、花粉症やアトピー性皮膚炎などのアレルギー症状を抑える作用、肌を白くする作用などが知られています。

水溶性食物繊維と不溶性食物繊維に大きく分けられる「食物繊維」ですが、りんごにはいずれも含まれています。

食物繊維は、腸内の善玉菌のエサとなり、善玉菌の増殖を促進させるため、腸内環境の改善も期待できます。

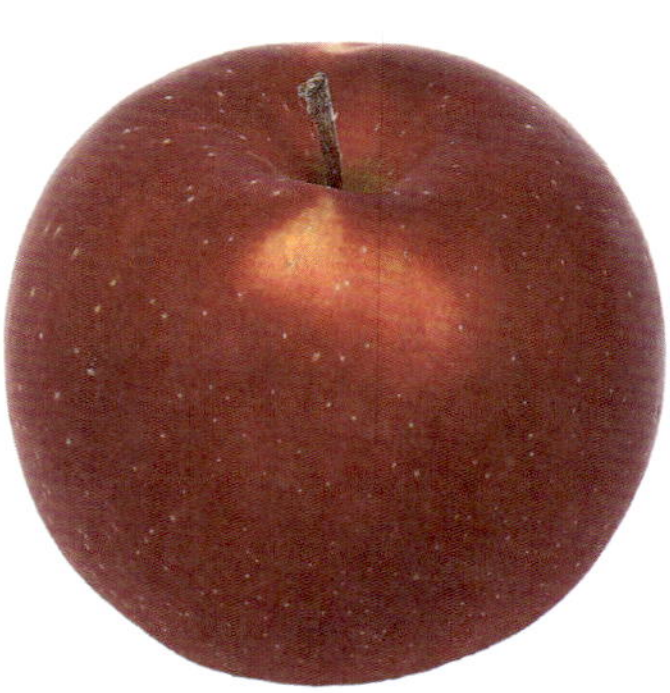

そのほか、体内の余分な塩分を排出し、高血圧やむくみの予防に役立つ「カリウム」や、体内に溜まった乳酸を分解し、疲労回復に効果があるといわれる「リンゴ酸」、抗酸化作用があり、鉄分の吸収を高める「ビタミンC」なども含まれています。

りんごの皮や皮の近くの部分は、果肉部分に比べると、食物繊維が約1.6倍、ビタミンCが約1.5倍も含まれているので、りんごは皮ごと食べることがおすすめです。

高い貯蔵技術のおかげでほぼ年中流通していますが、主な国産りんごの収穫期は意外と短く10～12月。この時期のものはみずみずしく、格別な美味しさです。

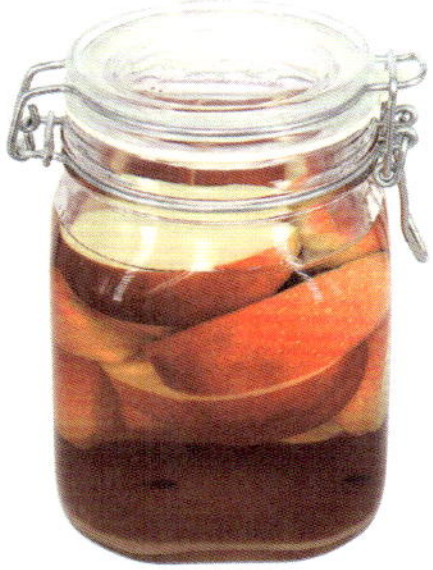

材料／りんご450g、きび砂糖60g、テキーラ700mℓ

作り方／
❶ ぬるま湯を張ったボウルにりんごを入れて、よく洗い、水気をふき取る。
❷ りんごは縦8等分のくし切りにする。汚れが付いている頭とお尻のくぼみを切り落とす（この部分は捨てる）。
❸ ②、きび砂糖、テキーラを容器へ投入する。軸と種は一緒に漬け込む。

作る時間／10分　おおよその値段／2,200円　飲みごろ目安／1か月後

ワンポイントアドバイス　りんご酒作りにおすすめは、酸味の強い「紅玉」。次いで「ジョナゴールド」や「陸奥」など！

パイナップル酒

トロピカルフルーツの代表格のパイナップル。

国内で流通しているものはフィリピン産がほとんどですが、近年は台湾産や沖縄産のピーチパインも手軽に入手できるようになりました。

水溶性と不溶性の２つの「食物繊維」が含まれていますが、パイナップルに含まれる食物繊維の多くは不溶性食物繊維になります。不溶性食物繊維は、水分を吸収してふくらむことで、腸を刺激して大腸のぜん動運動を活発にして排泄を促すので、便秘の予防や改善に期待できます。

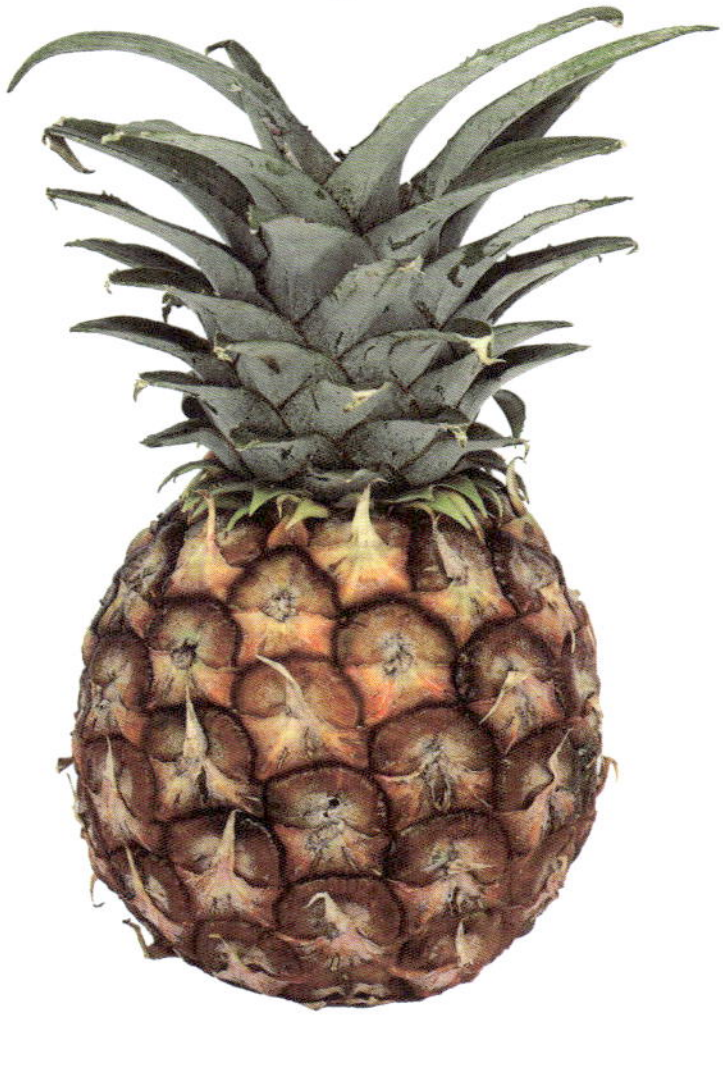

「ブロメライン」と呼ばれるタンパク質分解酵素が含まれています。ブロメラインは、胃液の分解を活発にして消化を促進します。

ですからパイナップルは便秘解消の効果が、食物繊維とブロメラインがダブルで働くといえます。

「ビタミンC」も豊富に含まれています。ビタミンCは、肌のハリや弾力を保つコラーゲンの生成や、シミやしわのもとになるメラニン色素の合成を抑える働きがあるため、美肌効果につながります。また、抗酸化作用があるため、疲労回復や老化予防の効果も期待できます。

パイナップルは甘味と酸味のバランスがよいので、数ある果物の中でも果実酒向きの果物です。

パイナップル酒作りには、ふだんは捨てる芯や、少量ですが皮も使います。

芯からは美味しいエキスや栄養成分が浸出し、皮を少量入れることで味が引き締まります。

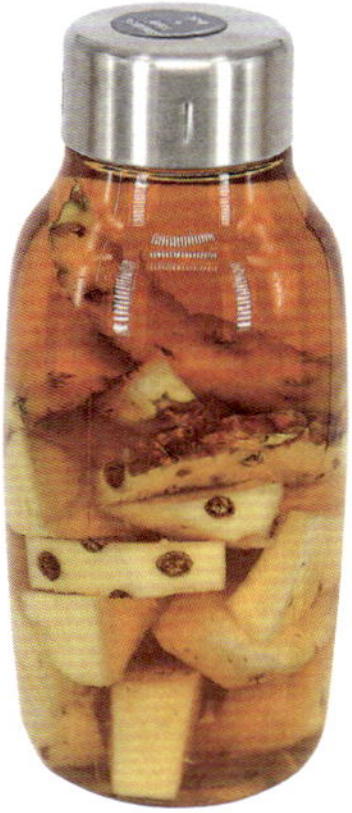

材料／パイナップル 皮をむいて正味400g、皮3～4片（なくてもよい）、ゴールドラム酒700㎖

作り方／

1. パイナップルは水洗いし、水気をふき取る。
2. ①を4等分に切ってから厚めに皮をむき、芯をつけたまま2cm幅に切る。
3. ②、皮、ゴールドラム酒を容器へ投入する。
4. 皮は1週間後に引き上げ、そのまま飲みごろまで熟成させる。

作る時間／10分　おおよその値段／2,000円　飲みごろ目安／1か月後

ワンポイントアドバイス　カットパインとして販売されているものを使って手軽に作ることも可能！

疲労回復・便秘解消・免疫力向上・アンチエイジング・冷え緩和・ストレス解消・疲れ目緩和・不眠解消・アレルギー緩和

デーツ酒

デーツとは、ナツメヤシの実を乾燥させたドライフルーツのこと。

ねっとりとした食感で強い甘味があります。

木になった状態で完熟し、その状態でドライフルーツになるため砂糖は使われていません。

ですから、デーツはとても甘いのに、低カロリー。そして栄養価の高さは抜群です。

栄養価が高く、低カロリーなので、ダイエットにも向いています。

デーツは日本ではまだ馴染みが薄いものの、中東諸国を中心に多くの人々に日常的に親しまれており、ラマダン（断食）明けの栄養補給にも食べられています。

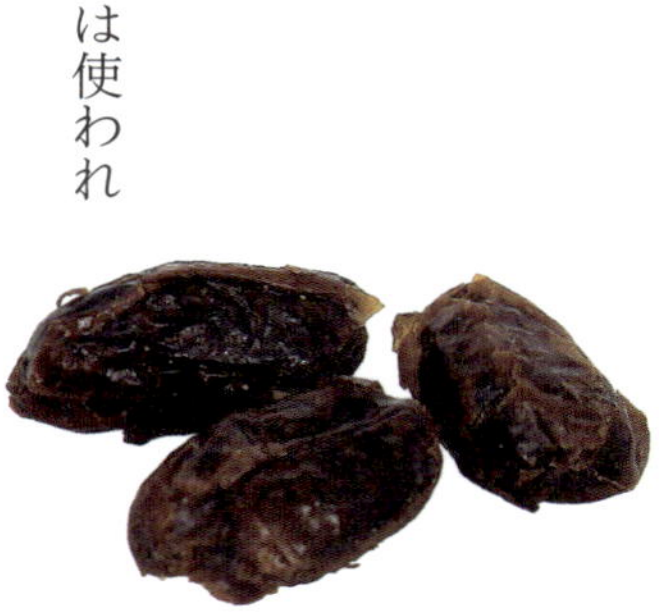

便秘解消に役立つ「食物繊維」、エネルギー代謝に欠かせない「マグネシウム」、貧血やうつ病の予防につながる「鉄」、体内の余分な塩分を排出する「カリウム」、骨や歯を強くする「カルシウム」、美しい髪や健康的な肌を作るのに欠かせない「亜鉛」も含まれているので、健康や美容効果

に期待できます。

さらに、デーツには、メラニン色素を抑える作用がある「β-カロテン」が豊富に含まれています。

β-カロテンは体内で「ビタミンA」に変換されて働きます。

ビタミンAは、目の網膜の光感受性を高めて、夜間の視力の維持や眼精疲労回復など、目の健康に関わる重要な栄養成分です。

デーツは、スーパーマーケットの他、オンラインショップやドライフルーツ専門店、輸入食材店でも取り扱っています。

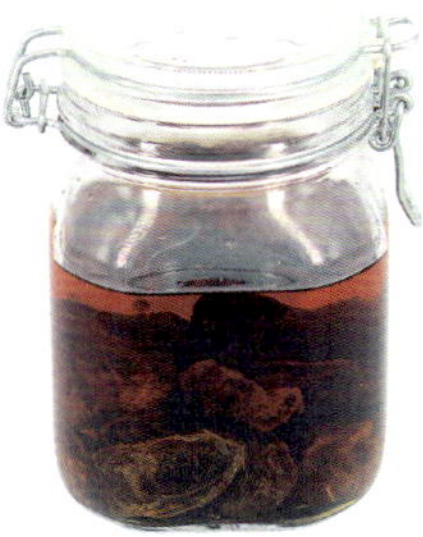

材料／デーツ（乾燥）300g、ブランデー900mℓ

作り方／

❶ 全ての材料を容器へ投入する。

作る時間／2分　おおよその値段／1,800円

飲みごろ目安／2か月後（熟成させるほどよい）

ワンポイントアドバイス　摂りすぎると糖質過多、肥満、便秘になるので、ご注意！

疲労回復・便秘解消・免疫力向上・アンチエイジング・冷え緩和・ストレス解消・疲れ目緩和・不眠解消・アレルギー緩和

干ししいたけ酒

薬膳では、生のしいたけよりも干ししいたけを使うことが多いです。

薬膳としての効能は、生命エネルギーである気を補い、気や血の巡りをよくして元気を補い、栄養不足やエネルギー不足を補強するとされています。

水溶性と不溶性の食物繊維があるうち、干ししいたけには「不溶性食物繊維」が多く見られます。

不溶性食物繊維は、腸で水分を吸収してふくらみ、腸を刺激することで大腸のぜん動運動を活発にし、排泄を促すので、便秘の予防や改善に効果が期待できます。

「ビタミンD」は、カルシウムやリンの吸収を促し、骨や歯を丈夫にし、骨粗鬆症の予防につなげます。

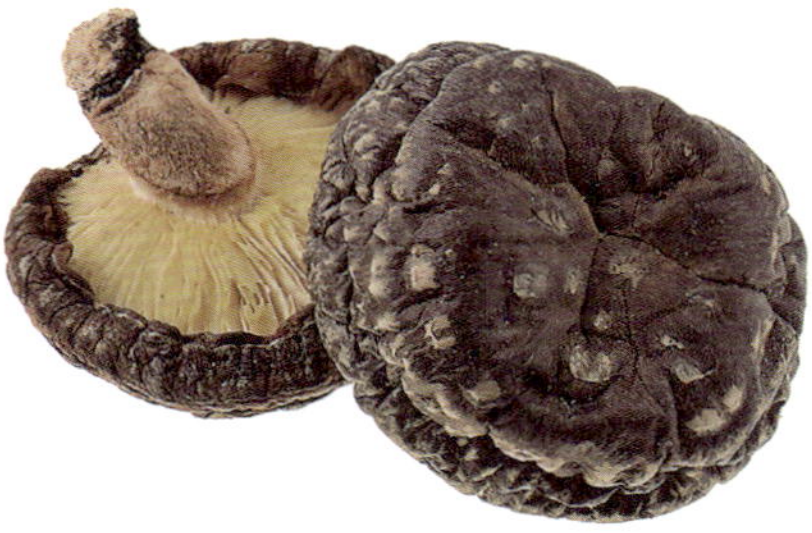

「カリウム」は、細胞内液の浸透圧を調節して一定に保つ働きがあります。

しいたけのうま味のもとになる「グアニル酸」は、干すことで生成される栄養成分です。

しいたけの香り成分「レンチオニン」は、干ししいたけを戻す際や加熱の際に発生するもので、生のしいたけには含まれていない成分になります。

このようにしいたけは乾燥させることで、うま味だけではなく、栄養成分も濃厚になることがわかります。

干ししいたけは、水で戻すのに時間がかかりますが、あらかじめ干ししいたけ酒を作っておくと、すぐに料理酒として使えます。さっと煮沸させるだけで、干ししいたけの濃厚な出汁が出るので便利です。

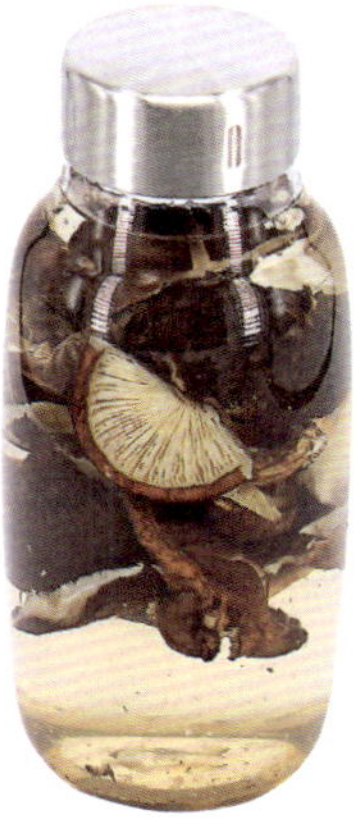

材料／干ししいたけ40g、はちみつ大さじ2、日本酒900mℓ

作り方／

❶ 全ての材料を容器へ投入する。

作る時間／3分　おおよその値段／1,800円　飲みごろ目安／2週間

ワンポイントアドバイス　スライスされたものを使うと、より早く熟成します！

疲労回復・便秘解消・免疫力向上・アンチエイジング・冷え緩和・ストレス解消・疲れ目緩和・不眠解消・アレルギー緩和

アニス酒

アニスは日本ではほとんど栽培されていませんが、古くから使用されているハーブのひとつです。

独特な甘い香りで、フェンネルや甘草などのハーブに似ているともいわれています。味もほんのりとした甘味が感じられます。

風味の個性が強すぎないためハーブティ以外にも、ケーキやクッキー、カレーなど幅広いお料理に活用できます。中東諸国やインドではスープやパンにもよく使われています。

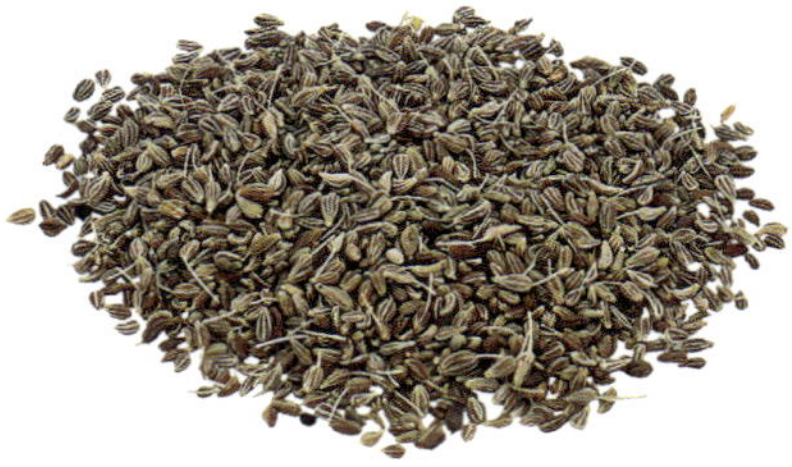

アニスは、殺菌作用があり、咳や痰を抑え、吐き気を緩和してくれます。

また、消化促進作用もあるので、胃もたれや便秘のときに役立ちます。

さらに、おなかにたまったガスの排出を助ける役割もあるので、腸内環境を整えるのに向いたスパイスといえます。

口臭予防の効果も広く知られ、インドでは口臭予防と消化促進のため、フェンネルとともに食後に種子状のアニスを口に含む習慣があります。

香りの主成分「アネトール」が多く含まれていて、ホルモンバランスを調整し、リラックス効果もあるといわれています。

「クマリン」という香り成分は、抗菌作用や血流改善効果が期待できます。

「エストラゴール」という有機化合物は、アレルギーを緩和し、筋肉の緊張を和らげる働きがあります。

アニスには、パウダー状と種子の形が残ったものがありますが、アニス酒作りには、濃厚で香り豊かなエキスが出る種子状のものを選んでくださいね。

「アニスシード」として販売されていることが多いです。

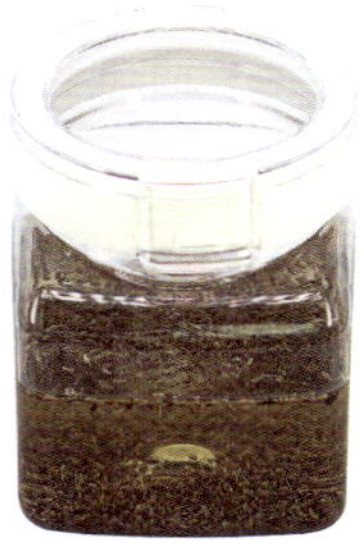

材料／アニス60g、ホワイトリカー900㎖

作り方／

❶ 全ての材料を容器へ投入する。

作る時間／2分　おおよその値段／1,300円

飲みごろ目安／1か月後（熟成させるほどよい）

ワンポイントアドバイス

種子状のアニスは
食用以外にはポプリや入浴剤として活用できます！

疲労回復・便秘解消・免疫力向上・アンチエイジング・冷え緩和・ストレス解消・疲れ目緩和・アレルギー緩和

カカオニブ酒

カカオニブとは、カカオ豆を発酵・焙煎させた後に粗く砕いたもののことで、そこにココアバターや砂糖、乳製品などを加えて粉砕し練り上げたものがチョコレートになります。

つまりカカオニブはカカオ100％ですので、チョコレートよりもカカオニブの方が多くの栄養成分が摂れることがわかります。

カカオニブには、複数の豊富な食物繊維が含まれますが、そのうち不溶性食物繊維「リグニン」の含有量も多く、便量の増加や腸のぜん動運動の促進などの作用があります。糖分は摂らずに食物繊維を摂取できるカカオニブは、腸内環境の浄化やダイエットにも適した食材といえます。

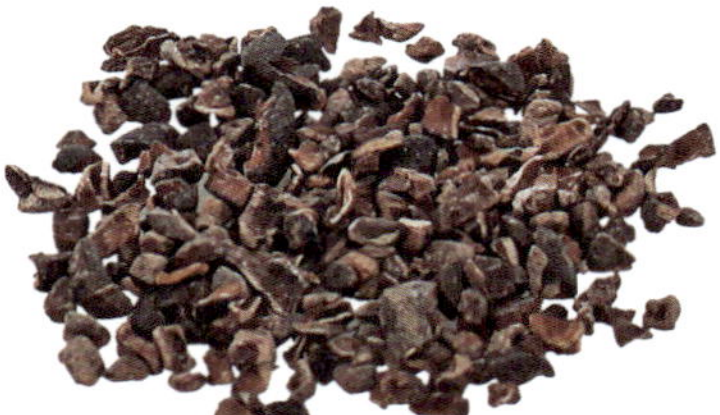

抗酸化作用のある「カカオポリフェノール」が含まれており、体内の活性酸素を除去し、酸化から守る働きをしてくれます。

そのほか、抗菌作用や悪玉コレステロールの抑制、血流をよくするなどの効果も期待できます。

神経伝達物質を活性化させる「テオブロミン」という成分は、集中力を上げる役割を担っています。

また、脳内物質の「セロトニン」に働きかけ、リラックス効果があるといわれています。

「カフェイン」はテオブロミンと同じキサンチン誘導体と呼ばれるもののひとつで、眠気や疲労感を抑制する覚醒作用や血流を促す血管拡張作用、老廃物の排出を促す利尿作用があります。

カカオニブは、オンラインショップや輸入食品店、製菓材料専門店、チョコレート専門店などで取り扱いがあります。製造メーカーにより、カカオ豆の産地や焙煎の加減に違いがあり、食べ比べも楽しいです。

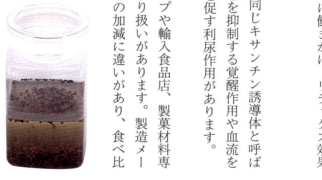

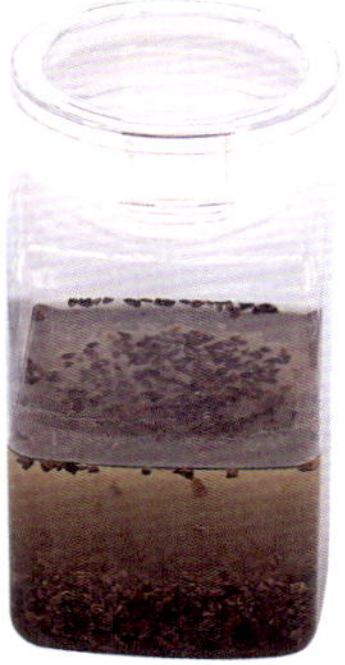

材料／カカオニブ90g、氷砂糖90g、テキーラ700mℓ

作り方／

❶ 全ての材料を容器へ投入する。

作る時間／3分　おおよその値段／2,500円　飲みごろ目安／1か月

ワンポイントアドバイス　カカオニブには甘味がないので、お好みで砂糖の分量調整を！

疲労回復・便秘解消・免疫力向上・アンチエイジング・冷え緩和・ストレス解消・疲れ目緩和・不眠解消

クミン酒

エスニック料理には欠かせないスパイスで、カレースパイスの主要材料のひとつです。

強めの香りでほのかな苦味を含み、香ばしい深い味わいがあります。

中東諸国では、ピクルスやパンにも混ぜて食べられています。

クミンに含まれる「クミンアルデヒド」は、消化酵素を活性化させる消化促進効果があるとされています。

また、胃腸内にガスがたまらないようにする作用もあるとされ、胃腸の調子を整える効果が期待できます。

香り成分「リモネン」は、体を温めて、食欲増進やリラックスにつなげます。

リモネンは、リラックス時に脳内に出現するα波を発生させます。このリラックス効果により、不安やストレスが軽減し、安眠にもつながる可能性が高まります。

薬膳としての効能は、体を温めて食欲増進させ、消化促進し、膨満感を解消します。

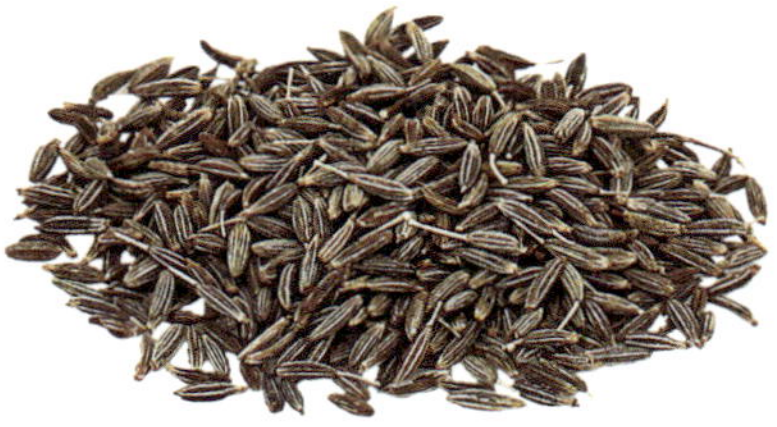

腹痛や消化不良を改善するほか、気を巡らせて肝機能を高めることもできます。

さらに抜群の殺菌作用もあります。古くは食用以外に薬用としても用いられ、ミイラの防腐剤に使われていたことは有名な話です。

クミンは効能が高い反面、過剰摂取により下痢や腹痛を引き起こすこともあります。

また、アレルギーがある人は摂取を控えてください。じんましんや喉のかゆみ、呼吸困難などのアナフィラキシーショックの可能性も指摘されています。

クミンはパウダー状でも香りの強いものがありますが、クミン酒作りには「クミンシード」として販売されている種子状のものが向いています。

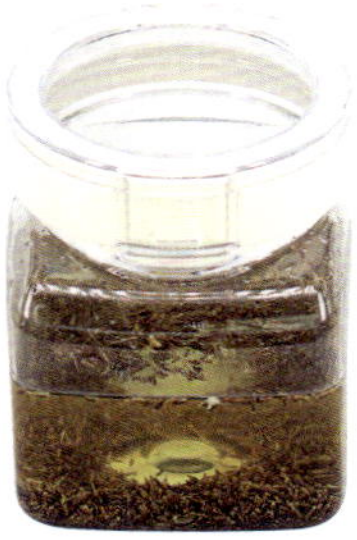

材料／クミンシード60g、ホワイトリカー900mℓ

作り方／

❶ 全ての材料を容器へ投入する。

作る時間／2分　おおよその値段／1,200円

飲みごろ目安／1か月後（熟成させるほどよい）

ワンポイントアドバイス 普段のお料理にクミン酒を取り入れると塩分摂取量が減り、健康に！

キャラウェイ酒

特有の甘い香りで、ほのかに苦い甘味を感じます。キャラウェイはスパイスの一種ですが、ハーブティとしても親しまれています。見た目はクミンと似ていますが、味や香りは全然違います。

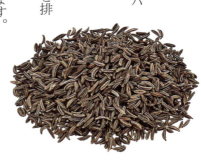

薬膳としての効能は、腸内環境を整える効果があり、特に腸内のガスを排出させる駆風作用にすぐれているといわれています。

また、消化促進作用もあり、胃腸の弱っている人にもよいとされています。

「カルボン」という香り成分は、炎症を鎮め、熱や血中コレステロールを下げる効果が期待できます。

もうひとつの香り成分「リモネン」は、疲れた胃を休めて、リラックスできるといわれています。

ポリフェノールの一種「フラボノイド」は口臭を抑える役割があります。

キャラウェイは栄養価が高く、「ビタミンB群」、「ビタミンC」、「ビタミンE」や「葉酸」なども豊富に含みます。これらは抗酸化作用が強く、免疫力向上による風邪予防やアンチエイジング効果で肌の調子を整えるなどの効果が知られています。

パウダー状のキャラウェイもありますが、キャラウェイ酒作りにはより濃厚なエキスが抽出できる「キャラウェイシード」と呼ばれる種子状のものを使ってくださいね。

キャラウェイ酒は、料理酒として幅広く活用することができます。

カレーやパン、お菓子の風味付け、肉料理の臭み消しとして使えます。

とくに、りんご料理によく合うので、アップルパイやりんごジャムなどのかくし味にもなります。

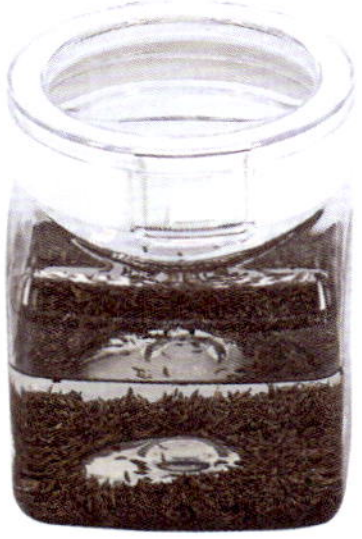

材料／キャラウェイシード50g、ホワイトリカー900㎖

作り方／

❶ 全ての材料を容器へ投入する。

作る時間／2分　おおよその値段／1,200円

飲みごろ目安／1か月後（熟成させるほどよい）

ワンポイントアドバイス　牛乳割りやお湯割りにするとやさしい風味に！

疲労回復・便秘解消・免疫力向上・アンチエイジング・冷え緩和・ストレス解消・疲れ目緩和・不眠解消

ローリエ酒

ほんのり甘い香りと苦味がするローリエは、香り付けや肉の臭み消しなどに使われています。

ローリエの葉のことを「月桂樹の葉」と呼ぶこともありますが、正確には月桂樹の葉を乾燥させたものをローリエといいます。別名「ローレル」。

主成分「シネオール」は、消化促進効果があります。弱った胃腸の働きを活発にする働きも期待できます。

また、血の巡りをよくする作用があり、冷え性や食欲低下、肌トラブルにも効果的とされています。

香り成分「オイゲノール」には、強い抗酸化作用があります。活性酸素から体を守り、免疫力を高めます。

オイゲノール同様に、豊富な「ビタミンC」にも強い抗酸化作用があります。

さらに、ビタミンCに含まれる「アスコルビン酸」も、免疫力を高める役割を担います。

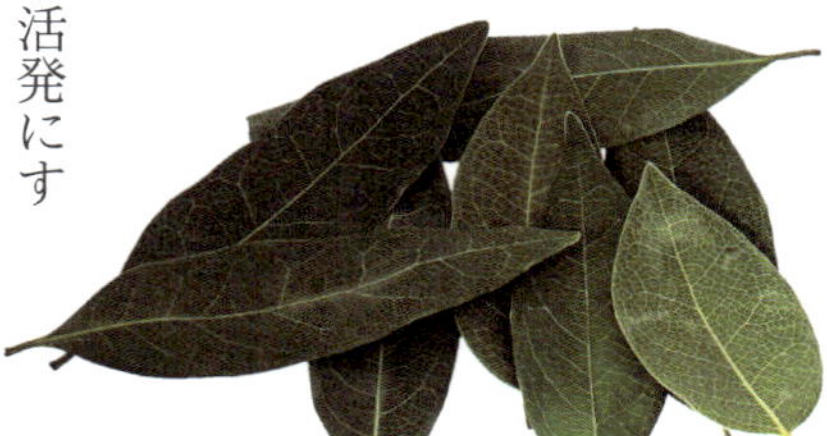

「ビタミンA」は、皮膚や粘膜を健康に維持する働きのほか、眼精疲労回復など目の健康にも関わります。

ビタミンA・Cよりも含有量は少ないながらも、「ビタミンB群」も含まれています。

ビタミンB群は、体内で栄養素からエネルギーを作り出すエネルギー代謝を行う酵素の働きを、補酵素として助ける役割を担っています。

体内のビタミンB群が減少すると、十分なエネルギーがつくり出せなくなり、体が疲れやすくなります。

ローリエは防虫効果があり、米びつに入れると虫よけ対策になります。また白湯に入れて飲んだり、入浴剤としてお風呂へ入れたりすると、血流改善や神経痛緩和、リラックス効果もあるとされています。

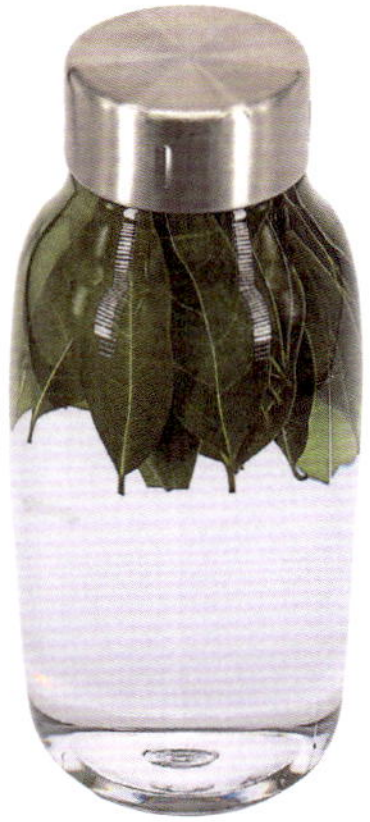

材料／ローリエ10g、ホワイトリカー900mℓ

作り方／
❶ 全ての材料を容器へ投入する。

作る時間／2分　おおよその値段／1,100円
飲みごろ目安／3か月後（熟成させるほどよい）

ワンポイントアドバイス　お料理にローリエを使う人は、料理酒としての活用をおすすめ！

疲労回復・便秘解消・免疫力向上・アンチエイジング・冷え緩和・ストレス解消・疲れ目緩和・不眠解消

パッションフルーツ酒

南国の果物らしい華やかな香りと甘酸っぱい味がするパッションフルーツは、追熟することで酸味が抜けて甘味が増します。

日本国内では鹿児島県や沖縄県を中心に、温暖な地域で生産されています。

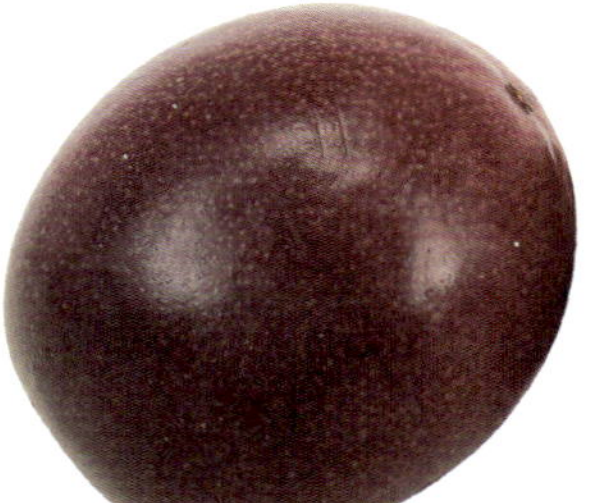

パッションフルーツは、免疫力向上やアンチエイジングに役立つ果物として知られています。

果肉には「β-カロテン」が豊富に含まれています。β-カロテンは体内でビタミンAに変換され、活性酸素を抑え、免疫力を強化し、風邪予防などに役立ちます。

また、皮膚や粘膜を健やかに保ち、老化予防の効果も期待できます。

生命維持に欠かせない「カリウム」も豊富に含まれています。

カリウムは、心臓や筋肉の機能を維持し、ナトリウムとともに、体内の水分量を調整します。

WHO（世界保健機関）のガイドラインでは、生活習慣病の予防を目的として、カリウムの摂取を推奨しています。

ほうれん草などの葉野菜に多く含まれるビタミンのひとつである「葉酸」もたっぷり含まれ、貧血や認知症を予防する役割があります。

毛髪の健康や精神の安定に効果があるといわれる「ビタミンB6」も多く含まれています。

血管を広げて血行を促進する「ナイアシン」は、肩こりや頭痛などに効果的といわれています。

品種によって皮の色に違いがありますが、皮のシワが寄りはじめたら熟したサインです。

パッションフルーツを美味しく食べるには、熟した様子を見極めることが大切になります。

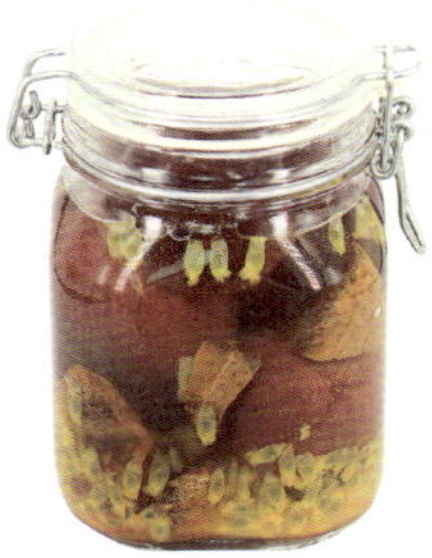

材料／パッションフルーツ500g（6～8個）、黒糖70g、泡盛600㎖

作り方／

❶ パッションフルーツは丸ごとよく洗い、水気をふき取る。
❷ ①を横半分に切り、スプーンで実を取り出す。
❸ ②、黒糖、泡盛を容器へ投入する。皮も一緒に漬け込む。
❹ 1週間後、皮を引き上げ、そのまま飲みごろまで熟成させる。

作る時間／10分　おおよその値段／1,800円　飲みごろ目安／3週間後

ワンポイントアドバイス　夏と冬に2回収穫を迎えます。
夏果は甘味強め、冬果は酸味強め！

疲労回復・便秘解消・免疫力向上・アンチエイジング・冷え緩和・ストレス解消・アレルギー緩和

かりん酒

熟すと光沢のある鮮やかな黄色になるかりんは、芳醇な香りがして癒されます。

実はかたくて渋みが強いのでそのまま食べずに、養生酒や砂糖漬け、はちみつ漬け、ジャムなどに加工されます。

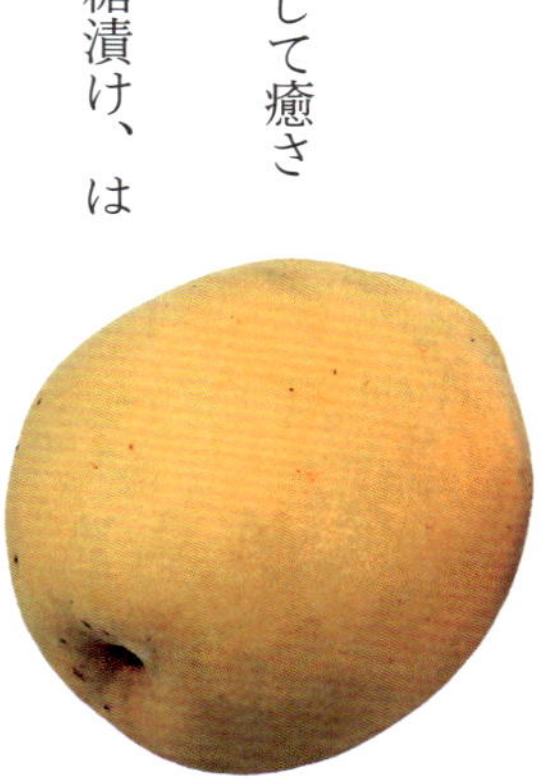

かりんののど飴が販売されているように、咳止め効果が期待できます。「アミグダリン」というかりんに含まれる成分は、アルコール漬けや加熱することによって分解。「ベンズアルデヒド」に変化します。このベンズアルデヒドに抗菌・抗炎症作用があり、咳止めや喉の炎症の予防に有効です。

「ビタミンC」やポリフェノールの「タンニン」には、免疫力を高める効果が期待できます。かりんは秋・冬の果物なので、インフルエンザの予防にも一役買うでしょう。風邪が流行したり空気が乾燥したりする時期は、積極的に取り入れたい果物です。

体内の余分な塩分を排出する働きをする「カリウム」は、筋肉の収縮や神経の働きにも関わっています。

食物繊維の一種「ペクチン」が多く含まれます。便秘解消が期待できるほか、有害な物質を吸着して体外に排出する働きがあります。

比較的日持ちするかりんですが、鮮度は重要です。濃い黄色に熟したものは、早めに使いましょう。見分け方として、皮に油分が出ているものや香りが強く重量感があるものがよいです。

かりんによく似た果物に「マルメロ」があります。ポイントは、マルメロは果皮に短いうぶ毛がありますが、かりんは無毛です。

香川・長野・山形県など、かりんが生産されている地域の道の駅や、オンラインショップで販売されています。

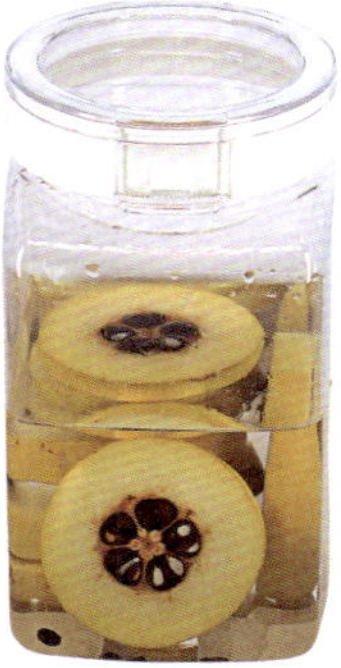

材料／かりん600g（2〜3個位）、氷砂糖90g、ホワイトリカー900mℓ

作り方／

❶ ぬるま湯を張ったボウルにかりんを入れて、よく洗い、水気をふき取る。
❷ 皮ごと1cm幅の輪切りにする。
❸ ②、氷砂糖、ホワイトリカーを容器へ投入する。種も一緒に漬け込む。

作る時間／10分　おおよその値段／1,300円　飲みごろ目安／4か月後

ワンポイントアドバイス　かりんはとても硬いので、かぼちゃ用の包丁が切りやすいです！

疲労回復・便秘解消・免疫力向上・アンチエイジング・冷え緩和・ストレス解消・疲れ目解消・不眠解消・アレルギー緩和

きんかん酒

皮が甘くて果肉がすっぱいので、丸ごと食べることができます。きんかんの果実はミカン科の中でもっとも小さく、大きくても1個20g程度です。

きんかんは小さいサイズながら栄養価が豊富に含まれていて、古くから、咳止めやのどの痛み、寒さや細菌への免疫力向上に効果的とされてきました。

「ビタミンC」の含有量はとても多く、強い抗酸化作用を持ち、血流の改善や健康な皮膚・粘膜の形成に関わります。

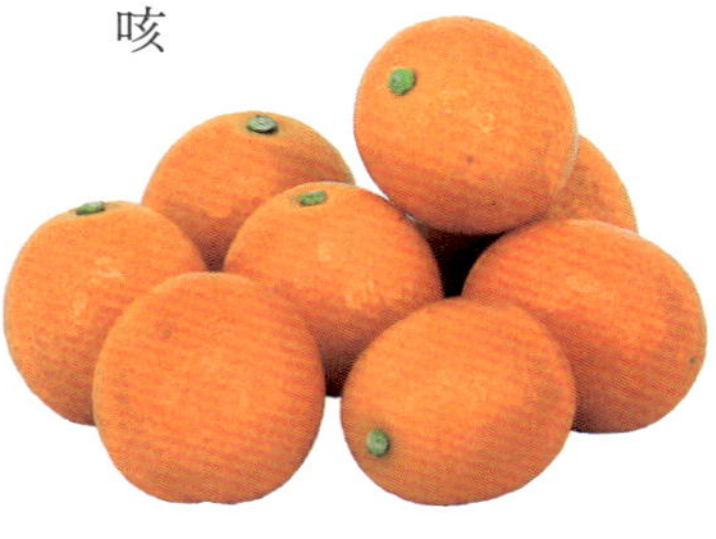

きんかんの外皮や薄皮には「ヘスペリジン」という成分が含まれています。ほかの柑橘類もきんかん同様に、果肉よりも皮などに多く含まれている成分です。

血中コレステロール値低減効果や血流改善効果、抗アレルギー作用や発がん抑制作用の働きなど、さまざまな効能が期待できます。

また、ビタミンCの吸収を高める効果もあるとされているので、皮ごと食べるきんかんにとって、ビタミンCとヘスペリジンは最強の組み合わせといえるでしょう。

きんかんは果物にしては珍しく、丈夫な骨や歯をつくる「カルシウム」も含まれています。

抗酸化作用を持つ「ビタミンE」も豊富で、免疫細胞を直接活性化させることにより、免疫力向上につなげています。

出回りは、11～翌4月と長めですが、路地物は1～3月、最盛期は2月です。

外皮は濃橙色でツヤのあり、へたが鮮やかな緑でみずみずしい、鮮度のよいきんかんを選びましょう。

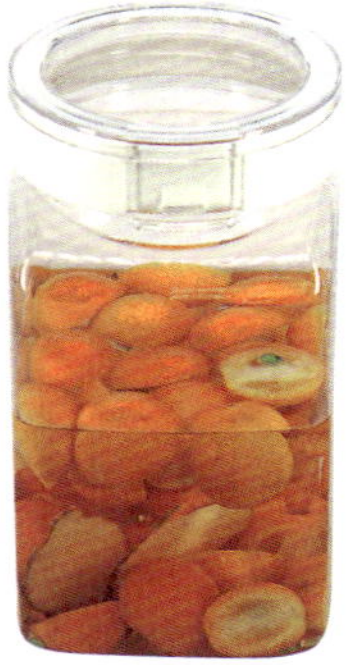

材料／きんかん600g（30～35個位）、しょうが20g（2かけ）、はちみつ100g、日本酒900㎖

作り方／

❶ きんかんはよく洗い、水気をふき取る。
❷ きんかんのへたは竹串で取り、3～4等分の輪切りにする。へたは捨てる。
❸ しょうがは皮付きのまま、たわしで水洗いし、水気をふき取る。
❹ しょうがは皮をむかずに、5mm幅の輪切りにする。
❺ ②、④、はちみつ、日本酒を投入する。きんかんの種も一緒に漬け込む。

作る時間／15分　**おおよその値段／**1,600円　**飲みごろ目安／**2か月後

ワンポイントアドバイス 甘いのが好きな人は、氷砂糖50～80gも入れて！

疲労回復・便秘解消・免疫力向上・アンチエイジング・冷え緩和・ストレス解消・疲れ目緩和・アレルギー緩和

みかん酒

冬の風物詩、みかんの中でも代表的な温州みかんが全国で栽培されるようになったのは明治時代のことです。

豊富な「ビタミンC」が、免疫力を高め風邪をひきにくくし、ストレスに対する抵抗力も高めます。一日に必要なビタミンCはみかんの約3個分ともいわれているので、冬場の貴重なビタミン源ともいえます。

「クエン酸」も豊富に含まれていて、クエン酸回路の活性化を促し、体の活動エネルギーを生み出します。そして、疲労物質の排出や脂肪の燃焼も効率よく行われるので、疲労回復やダイエット効果も知られています。

「β-カロテン」は緑黄色野菜なみに含まれていて、細胞の老化を抑える抗酸化作用があるため、動脈硬化やがん予防、美肌などの効果が期待できます。

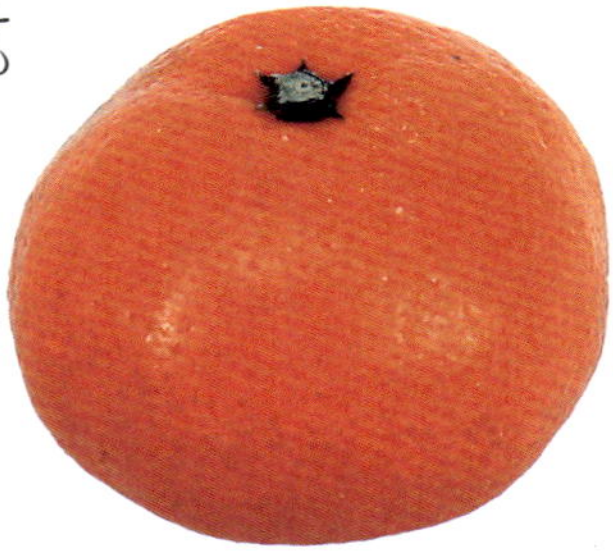

みかんは果肉だけではなく外皮や薄皮、白いすじにも、食物繊維の一種「ペクチン」やポリフェノールの一種「ヘスペリジン」といった栄養成分が含まれています。

「ペクチン」は、腸内環境を整えて便秘解消の役割を担い、「ヘスペリジン」は、血流を改善し全身を温めて、冷え性緩和の効果があるとされています。

食べ過ぎると指先や手のひらが黄色くなるのは、カロテノイドの一種「β-クリプトキサンチン」が血中に蓄積されるためといわれています。

β-クリプトキサンチンには、がんを抑制する効果があるとして注目されています。

みかん酒作りには、小さめの甘いみかんがおすすめです。

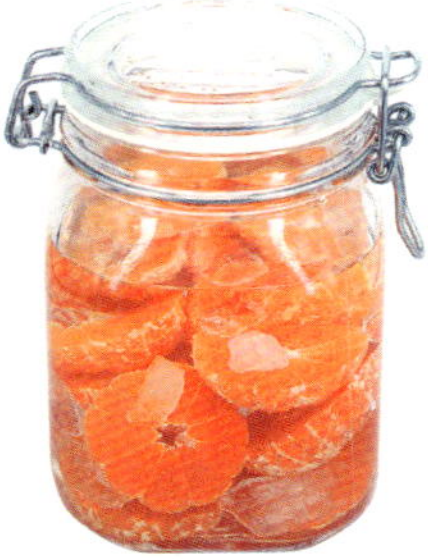

材料／みかん 皮をむいた状態で420g（5～8個位）、氷砂糖80g、ジン700㎖

作り方／

1. 手で皮をむき、1cm幅の輪切りにする。
2. ①、氷砂糖、ジンを容器へ投入する。
3. 2か月後、みかんを引き上げる。引き上げの際、ビニール手袋を装着して果実をしぼり、濾すことで、より果汁が楽しめる。

作る時間／10分　おおよその値段／1,400円　飲みごろ目安／2か月後

ワンポイントアドバイス　みかん酒のお湯割りに市販のゆず茶を少々入れると温まります！

疲労回復・便秘解消・免疫力向上・アンチエイジング・ストレス解消・疲れ目緩和・不眠解消・アレルギー緩和

バナナ酒

栄養豊富なうえに低カロリーのバナナは、アスリートもよく食べていることは広く知られるところです。

近年は流通品種も増え、消費は安定しています。

バナナには、「ブドウ糖」や「ショ糖」、「果糖」など複数の糖類が含まれています。

それぞれの糖類により、体内でエネルギーに変わる速さが異なるため、即効性と持続性を併せ持つ優れた糖質の供給源といえます。

脳のエネルギー源でもあり即効性のある「ブドウ糖」のほか、糖が脳のエネルギーになるのをサポートする「ビタミン」や「ミネラル」も一緒に含んでいるので、集中力アップの効果も期待できます。

持続性の高いエネルギー源である「炭水化物」も可食部100gあたり22・5gも含まれており、

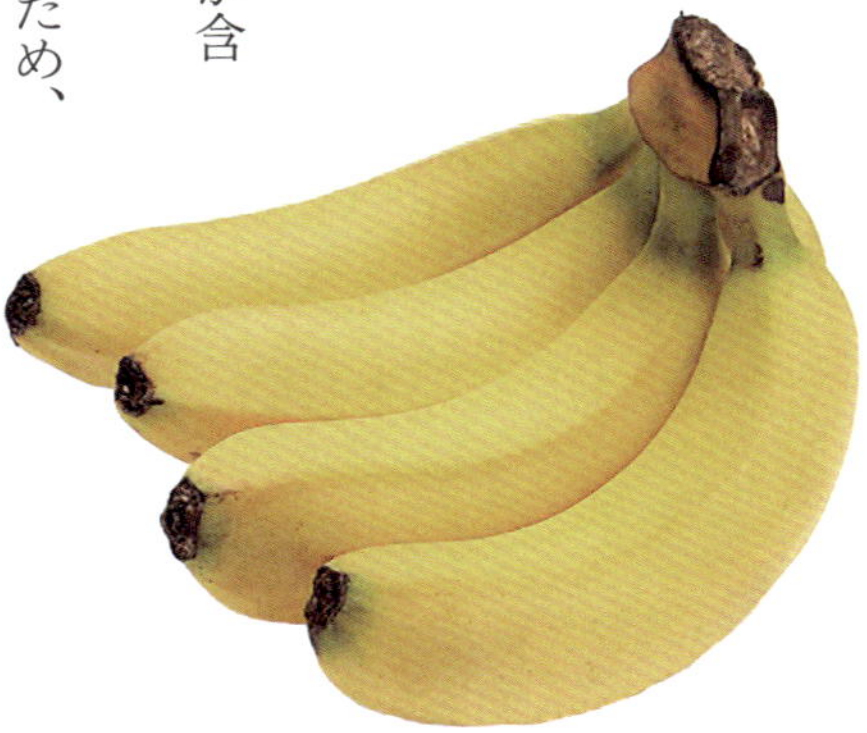

効率的なエネルギー補給にも役立ちます。

「不溶性食物繊維」が多く含まれていて、糖質の消化速度を穏やかにする働きがあるため、腹持ちがよく、血糖値が急激に上昇しないことも特徴のひとつです。

塩分を体外に排出する役割の「カリウム」も豊富に含まれていて、運動中に筋肉がけいれんするのを防ぐ役割も担います。

脳内の神経伝達物質のひとつ「セロトニン」は精神を安定させる作用があります。

薬膳としての効能は、体の熱を取り除くので、運動時はもちろんのこと、風邪で熱のあるときにバナナを食べてもよいでしょう。

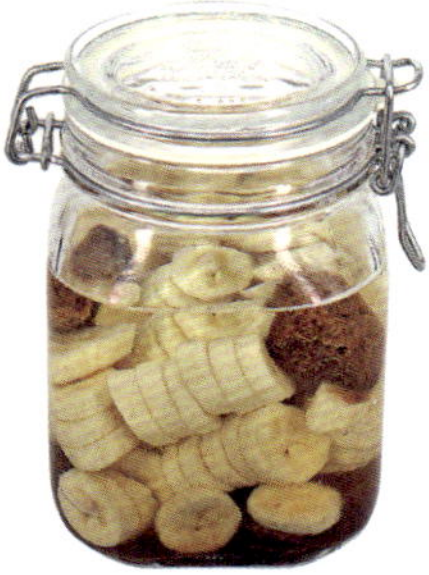

材料／バナナ 皮をむいた状態で600g（3個位）、黒糖140g、本格焼酎900㎖

作り方／

1. バナナは手で皮をむいて筋を取り、実は5mm幅の輪切りにする。
2. ①、黒糖、本格焼酎を容器へ投入する。
3. 1週間後、バナナの実を引き上げて濾す。

作る時間／10分　おおよその値段／1,300円　飲みごろ目安／1週間後

ワンポイントアドバイス　バナナは漬け込むと黒っぽく変色しますが、品質に問題はないので、ご安心を！

トマト酒

トマトは、世界で1番多く食べられている野菜ですが、食用トマトの歴史は意外と浅く、日本では明治時代より食用にされるようになり、昭和に入り本格的に栽培されるようになりました。ヨーロッパでは「トマトが赤くなると医者が青くなる」ということわざがあるほど、栄養たっぷりです。

薬膳としての効能は、体の熱を冷ましてほてりを改善したり、胃の働きを正常にして食欲を増進させたりするので、夏バテや夏の食欲不振対策に適した野菜といえます。

トマトの赤い色は、カロテノイドの一種「リコピン」という成分で、リコピンには有害な活性酸素の働きを抑える強い抗酸化作用があり、がんや生活習慣病の予防につながるとされています。

また、リコピンと同じカロテノイドの一種「β-カロテン」は、体内で必要な分だけビタミンAへと変換されます。

ビタミンAは、眼精疲労を和らげて、免疫効果を高める働きを助けます。

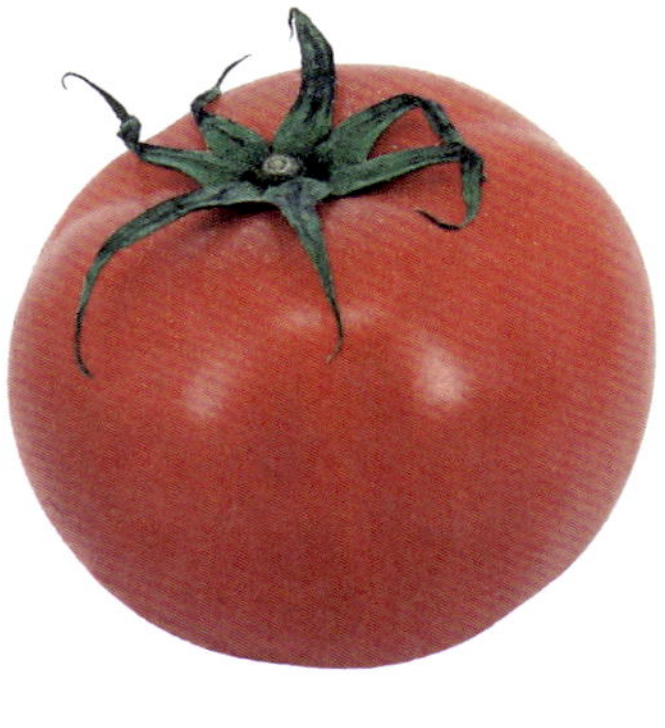

抗酸化作用のある「ビタミンC」の含有量も豊富で、風邪やストレスに対する抵抗力を強める効果が期待できます。

そのほか、体内の余分な塩分を排出する役割を担う「カリウム」や、便秘予防など整腸作用のある「食物繊維」、脂肪の代謝を助ける働きのある「ビタミンB_6」など、トマトにはさまざまな栄養成分がバランスよく構成されています。

トマトのうまみ成分「グルタミン酸」は、果肉よりも種のまわりのゼリー部分に多く含まれています。

トマト酒はもちろん、サラダやソースを作るときも、捨てずに全部使ってくださいね。

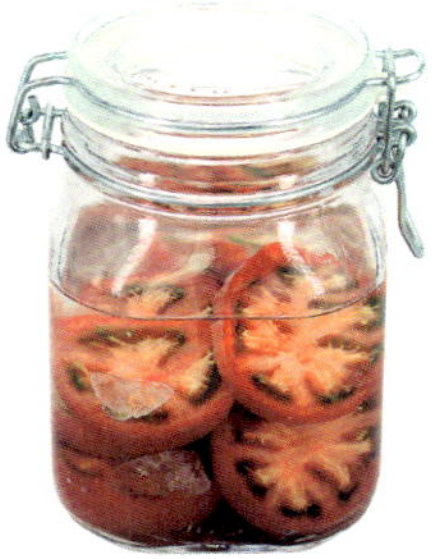

材料／トマト600g、氷砂糖30g、ホワイトリカー900㎖

作り方／
❶ トマトをよく洗い、水気をふき取る。
❷ トマトは横1cm幅にカットする。ヘタは捨てる。
❸ ②、氷砂糖、ホワイトリカーを容器へ投入する。
❹ 1か月後以降、雑味が気になる場合は、トマトを引き上げて濾す。

作る時間／8分　おおよその値段／1,200円　飲みごろ目安／1か月後

ワンポイントアドバイス　お好みで山椒パウダーやブラックペッパーをふりかけて飲むのもおすすめ！

疲労回復・便秘解消・免疫力向上・アンチエイジング・ストレス解消・疲れ目緩和・アレルギー緩和

タイム酒

キリッとすがすがしい香りとほろ苦い味のタイムは、歴史の長いハーブで、古くから多様な用途で人々から重宝されてきました。

古代エジプトでは、ミイラの防腐剤としてタイムが使用されたと伝えられています。

数あるハーブの中でも強力な殺菌力をもつタイムは、感染症や呼吸器系の症状に大きく役立ちます。

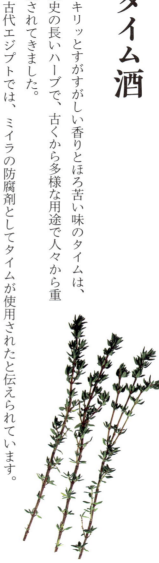

タイムの特有の香りは、主に「チモール」や「カルバクロール」という成分によるものです。

これらには、殺菌・防腐・抗ウイルス作用があるとされていて、風邪やインフルエンザ予防に有効な成分が含まれています。

また、タイムは殺菌剤や防腐剤としても利用できるため、歯磨き粉や石けんなど、私たちが日常的に使っている製品に使われています。

さらに、咳を鎮める作用もあるので、気管支の不調や喘息にも効果が期待できるでしょう。

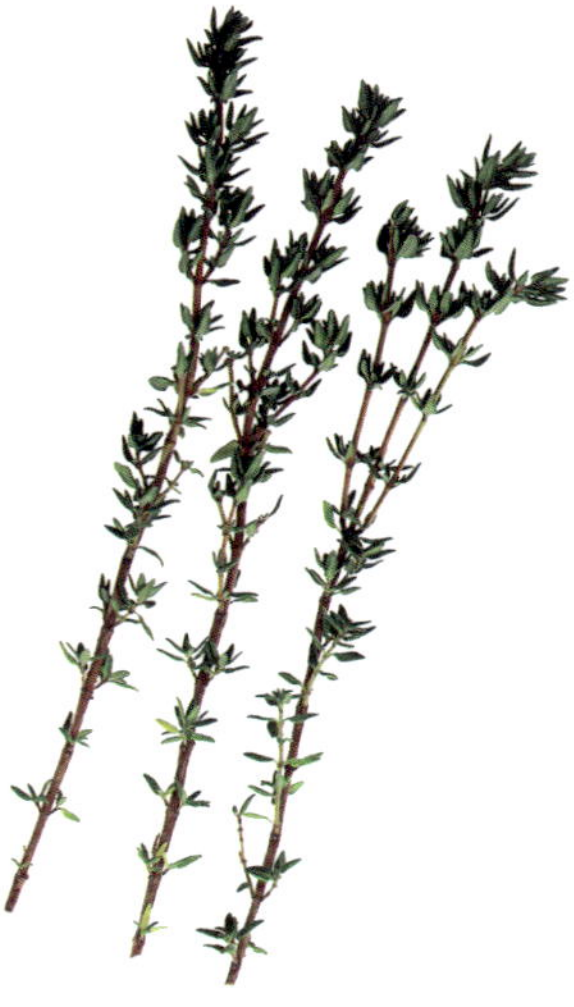

糖質の分解を助ける「ビタミンB_1」や脂質の代謝を促す「ビタミンB_2」など、ダイエットに効果的といわれる「ビタミンB群」も含まれています。代謝を高めて、疲労回復や肌荒れを改善する役割も担います。

ポリフェノールの一種「ロスマリン酸」は、抗酸化作用や抗アレルギー作用があり、疲労回復やアレルギー性鼻炎の緩和に関わります。

消化酵素の「α-アミラーゼ」が働き、食後血糖値の上昇抑制や糖尿病予防になるといわれています。

このように、タイムには消化を促し胃の調子を整えて、健康にする作用があるので、食べすぎた際に、胃もたれ改善のハーブティとして飲むのもおすすめです。

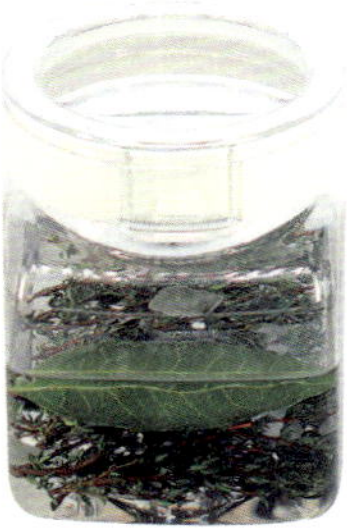

材料／タイム（生）20g、ローリエ1枚、氷砂糖20g、ホワイトリカー900ml

作り方／

1. 水を張ったボウルにタイムを入れて、丁寧に洗う。
2. タイムをザルにあげて水切りし、キッチンペーパーで水気をおさえるようにふき取る。
3. ②、ローリエ、氷砂糖、ホワイトリカーを容器へ投入する。
4. 1か月後、タイムを引き上げて濾し、そのまま飲みごろまで熟成させる。

作る時間／10分　おおよその値段／1,100円　飲みごろ目安／3か月後

ワンポイントアドバイス　肉・魚・野菜など、どのような食材とも相性がよく、料理酒にも最適！

疲労回復・便秘解消・免疫力向上・アンチエイジング・冷え緩和・ストレス解消・疲れ目緩和・不眠解消

オレガノ酒

イタリア料理によく利用されるハーブで、独特なほろ苦い清涼感が特徴です。

古くからオレガノは、食後のハーブティとして飲むと、消化によいと伝えられてきました。

香り成分「チモール」や「カルバクロール」を多く含み、殺菌・防腐・抗ウイルス作用があるとされていて、食中毒の原因菌を殺菌する効果などが知られています。

また、気管支の不調や喘息などをやわらげる役割も果たします。

「カルバクロール」は抗酸化作用があり、皮膚や血管の老化予防やがん予防につながるとされています。

「ビタミンC」や「ビタミンE」も多く含まれているので、カルバクロール同様に、抗酸化作用が期待できます。

糖質を燃やしてエネルギーに変える「ビタミンB_1」は、疲労回復に効果的です。

脳が働くためには大量のエネルギーを必要としますが、ビタミンB_1はブドウ糖からのエネルギー

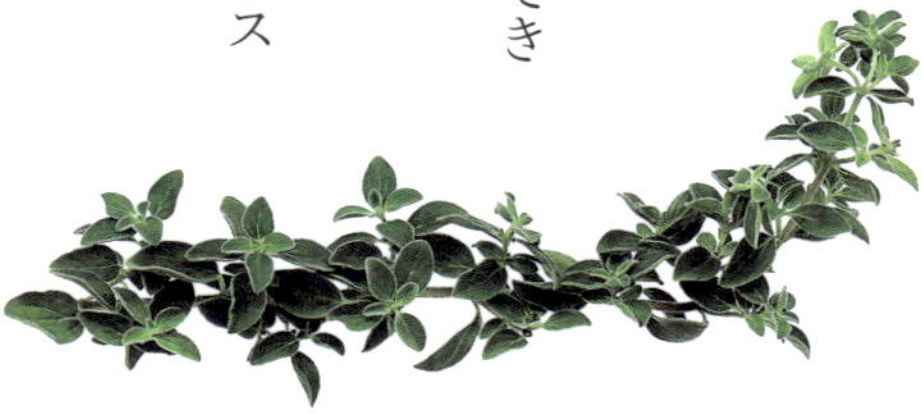

生産を助けることで、脳や神経の働きを正常に保つ役割を担います。

色素成分であるカロテノイドの一種「ルテイン」は、ブルーライトや紫外線などの有害な光を吸収します。

さらにルテインは、網膜を守る抗酸化作用があり、眼精疲労や目の疾患の予防にも効果的とされています。

オレガノは強い香りを放ちますが、味を主張しないので、肉や魚の臭み消しになります。

オレガノ酒は、料理のかくし味としても活用でき、特にトマト料理との相性が抜群です。

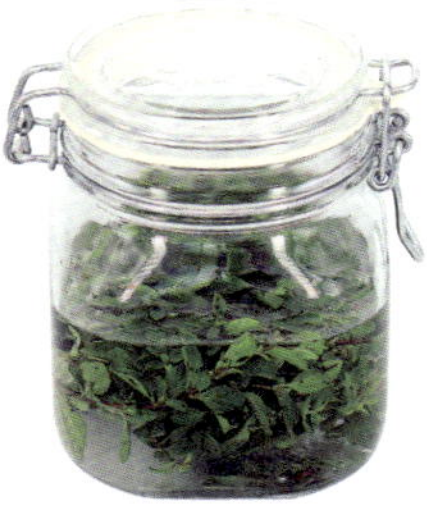

材料／オレガノ（生）25g、グラニュー糖40g、ホワイトリカー900㎖

作り方／

1. 水を張ったボウルにオレガノを入れて、ていねいに洗う。
2. オレガノをざるにあげて水切りし、キッチンペーパーで水気をおさえるようにふき取る。
3. ②、グラニュー糖、ホワイトリカーを容器へ投入する。
4. 2週間後、オレガノを引き上げて濾し、そのまま飲みごろまで熟成させる。

作る時間／10分　おおよその値段／1,200円　飲みごろ目安／3か月後

ワンポイントアドバイス　果汁100％オレンジジュース割りもおすすめ！

疲労回復・便秘解消・免疫力向上・アンチエイジング・ストレス解消・不眠解消

セージ酒

ハッカにも似たすっきりとした香りと苦味のあるハーブです。

〝不老長寿のハーブ〟とも呼ばれ、古代ローマ時代より免疫を高める薬草として使われていました。

セージもタイムやオレガノ同様に、「チモール」や「カルバクロール」を多く含み、殺菌・防腐・抗ウイルス作用があり、インフルエンザや感染症の予防や、のどの痛みや腫れが生じたときに有効です。

「シネオール」という成分にも、殺菌作用などのほかに、抗炎症作用も兼ね備えられていて、口内炎や歯肉炎などの口腔内トラブルにも効果的といわれています。

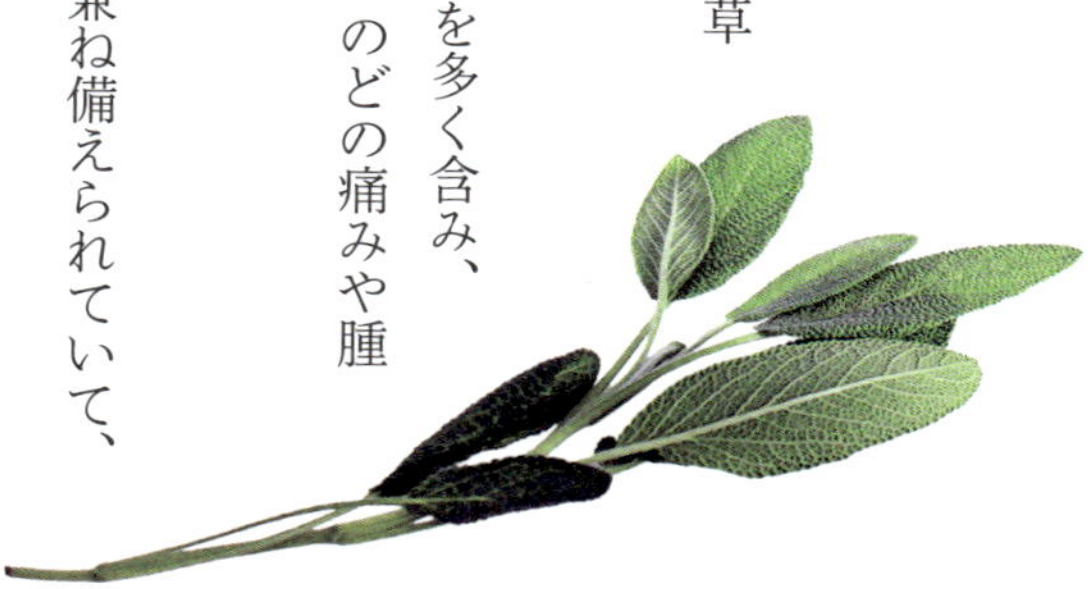

薬膳としての効能は、このような殺菌・抗炎症作用などにより、消化液の分泌を促し、消化吸収を高めます。

そして体の熱を冷ましてほてりを取り、ホルモンバランスを整えて、イライラを改善し、気持ちを安定させます。

糖質の分解を助ける「ビタミンB^1」や脂質の代謝を促す「ビタミンB^2」が含まれていて、代謝を高めて疲労回復の役割を果たします。

さらに「カルシウム」や「マグネシウム」、「リン」などのミネラル類も含まれていて、歯や骨などの体の機能を調整・強化し、心身のバランスを正常に保つ働きをしています。

生のセージは、「ビタミンC」も豊富に含まれていて、強い抗酸化作用が働き、老化予防に役立ちます。

肉の臭みを消したり、油っぽさを抑えたりする効果もあるので、肉料理とも相性がよいです。

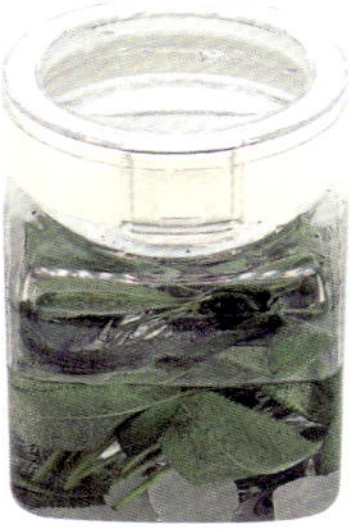

材料／セージ（生）30g、氷砂糖50g、ホワイトリカー900㎖

作り方／

❶ 水を張ったボウルにセージを入れて、ていねいに洗う。
❷ セージをざるにあげて水切りし、キッチンペーパーで水気をおさえるようにふき取る。
❸ ②、氷砂糖、ホワイトリカーを容器へ投入する。
❹ 2週間後、セージを引き上げて濾し、そのまま飲みごろまで熟成させる。

作る時間／10分　おおよその値段／1,300円　飲みごろ目安／3か月後

ワンポイントアドバイス　セージ酒作りには、香りのよいコモンセージという品種がおすすめ！

疲労回復・便秘解消・免疫力向上・アンチエイジング・ストレス解消・アレルギー緩和

烏龍茶酒

烏龍茶には、油っぽいものの食べすぎなどで、体にたまった余計な水分を排出する特徴があります。

その一方で、烏龍茶にはコーヒーほどではないもののカフェインやタンニンが含まれているため、空腹時や胃腸の弱っているときに飲むと、腹痛や下痢を引き起こすことがあるので注意が必要です。

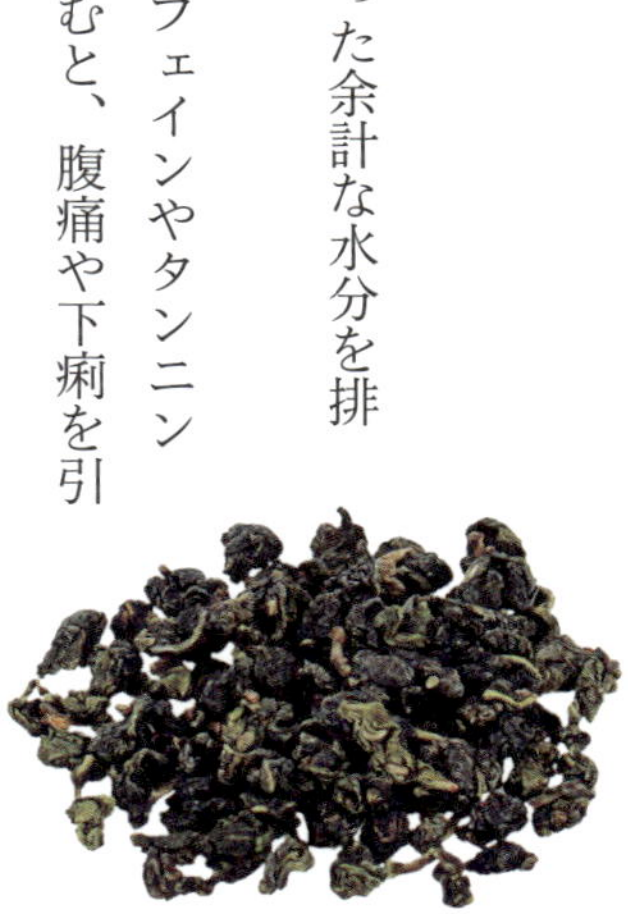

烏龍茶の茶木は、水分とミネラルが豊富な土壌で育てられているため、ミネラルが豊富で、とくに「カリウム」と「マンガン」が多く含まれています。

体内の余分な塩分を排出する「カリウム」は、高血圧予防やむくみ改善に効果が期待できます。

また体内活動に関わる酵素を活性化させる「マンガン」は、骨の生成や神経を正常に保つ役割を担っています。

ポリフェノールの一種で、抗酸化作用のある「タンニン」も豊富に含まれ、脂質の酸化を防止することでアンチエイジングにつながります。

「重合型ポリフェノール」と呼ばれる成分も豊富に含まれています。重合型ポリフェノールは、食後に血中の中性脂肪が上昇するのを抑制するので、ダイエットや生活習慣病の予防にも効果的といわれています。

多くの種類があるお茶ですが、大きな分類で、発酵させない「不発酵茶」、最大限に発酵させる「発酵茶」、不発酵茶と発酵茶の中間程度に発酵させる「半発酵茶」があります。

烏龍茶は「半発酵茶」、紅茶は「発酵茶」、緑茶は蒸して発酵を防ぐ「不発酵茶」です。

豊富な栄養成分を含む烏龍茶ですが、胃腸の弱い人は避けた方が無難といえるでしょう。

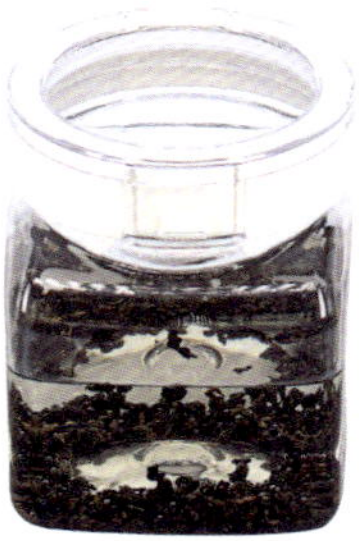

材料/烏龍茶(茶葉)40g、ホワイトリカー900mℓ

作り方/

❶ 全ての材料を容器へ投入する。

❷ 1週間後、茶葉を引き上げて濾し、そのまま飲みごろまで熟成させる。

作る時間/2分　おおよその値段/1,200円　飲みごろ目安/1か月後

ワンポイントアドバイス　桃やマンゴーなどのフルーツシロップ割りもおすすめ!

疲労回復・免疫力向上・アンチエイジング・冷え緩和・ストレス解消・疲れ目緩和・アレルギー緩和

紅茶酒

紅茶は薬膳では「温性」に分類され、体を温める作用があり、緑茶は「涼性」に分類され、温かい緑茶でも体を冷やす作用があるとされています。ですから、寒がりさんは紅茶、暑がりさんは緑茶を選ぶことがおすすめです。

渋み成分の「タンニン」はポリフェノールの一種で、カテキン類が多くを占めています。抗酸化作用があり、がんや生活習慣病の予防、アンチエイジングにも役立つといわれています。また、殺菌・解毒作用もあり、インフルエンザや風邪予防にも一役買います。

苦味成分の「カフェイン」は、覚醒や利尿、脂肪燃焼に有効です。

血液の凝固やタンパク質の活性化に関わる「ビタミンK」は、カルシウムを骨に取り込むのをサポートしてくれる働きがあります。

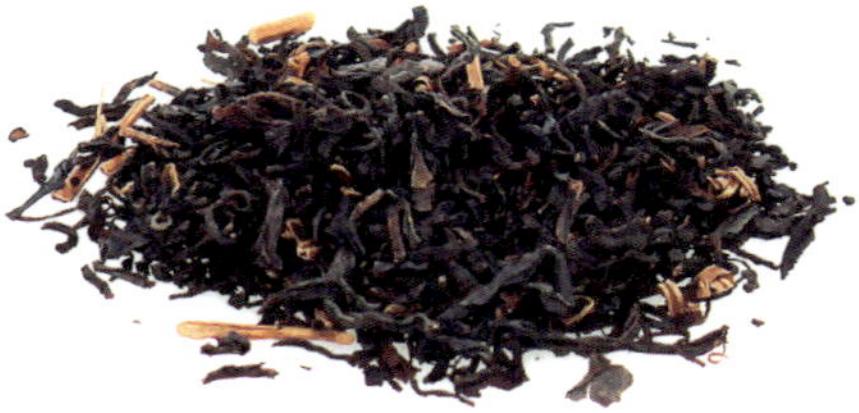

コラーゲン生成を促進し骨質を改善するので、骨粗しょう症の治療薬にも使用されています。

ビタミンB群の一種で代謝に関係する「葉酸」は、DNAやタンパク質の生合成を促進させる栄養素です。細胞分裂を助けて体の発育に役立ちます。

体内の余分な塩分を排出する「カリウム」は、高血圧予防やむくみ改善のほかに、利尿作用の役割もあります。健康維持に加えて、デトックス効果も期待できます。

風邪のひきはじめで寒気がするときに、温かい紅茶を飲むのもよいでしょう。温める効果を高めたいときは、生姜を加えると、胃腸を温めて、吐き気や腹痛を抑えてくれます。

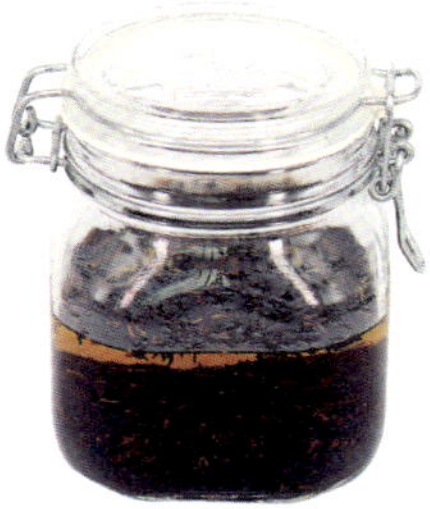

材料／紅茶（茶葉）40g、ホワイトリカー900mℓ

作り方／

❶ 全ての材料を容器へ投入する。

❷ 3日後、茶葉を引き上げて濾し、そのまま飲みごろまで熟成させる。

作る時間／2分　おおよその値段／1,200円　飲みごろ目安／1か月後

ワンポイントアドバイス　お湯割りや牛乳割り、フルーツジュース割りもおすすめ！

疲労回復・免疫力向上・アンチエイジング・ストレス解消・疲れ目緩和・アレルギー緩和

緑茶酒

中国では紀元前からお茶を飲んでいたといわれ、遣唐使の留学僧がお茶の種子を持ち帰ったことがきっかけで、日本に伝来したとされています。その後、日本独自の茶文化が生まれ、江戸時代には庶民までお茶を飲む習慣が浸透しました。

渋み成分の「タンニン」は、ポリフェノールの一種でカテキン類を多く含み、抗酸化作用や抗菌作用があることが知られています。

また、血圧や血中コレステロールの上昇を抑える作用があるので、糖分や塩分の強めの味付けや油っぽい食事が好きな人の健康維持にも役立ちます。

苦味成分の「カフェイン」には、覚醒作用があるので、やる気を出したいときに摂取するとよいでしょう。

カフェインはお湯によく溶ける性質があり、若い茶葉ほど豊富に含まれているといわれています。

旨味成分「テアニン」は、緑茶特有の成分になります。

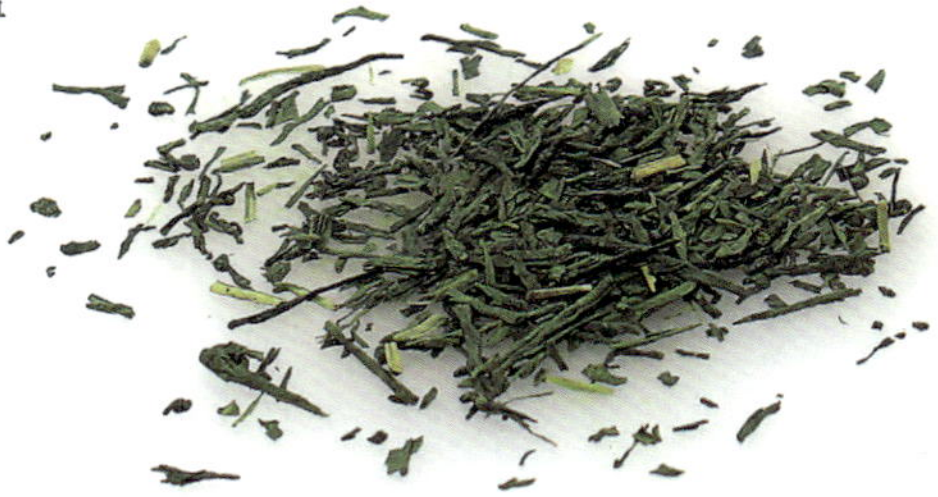

脳や神経細胞の興奮を抑えてリラックスさせる効果があるとされており、心を落ち着かせたいときなどにおすすめです。

そのほかに「β-カロテン」「ビタミンC」「ビタミンE」も含まれています。いずれも抗酸化作用があり、疲労回復や皮膚や粘膜の老化予防の役割を担っています。

一番茶とは、その年の最初に新芽のみを摘み取って作るお茶のことで、1年でもっとも品質がよいといわれています。一番茶は、新茶と呼ばれることもあります。

摘み取る時期の順番に、「一番茶」は5月初旬、「二番茶」は6月下旬、「三番茶」は8月上旬とされています。

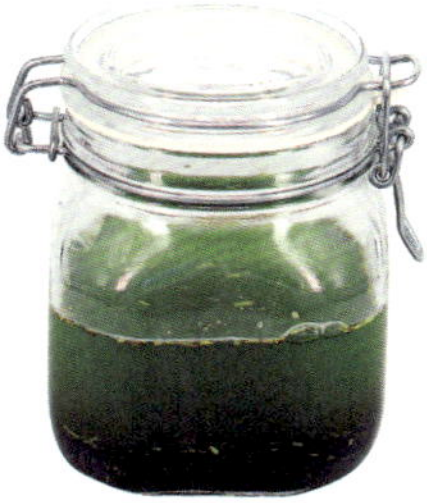

材料／緑茶（茶葉）40g、ウオッカ700㎖

作り方／
❶ 全ての材料を容器へ投入する。
❷ 3日後、茶葉を引き上げて濾し、そのまま飲みごろまで熟成させる。

作る時間／2分　おおよその値段／1,100円　飲みごろ目安／1か月後

ワンポイントアドバイス　緑茶はホットでも体を冷やすので、冷え性の人は飲みすぎNG！

疲労回復・便秘解消・免疫力向上・アンチエイジング・冷え緩和・ストレス解消・疲れ目緩和・不眠解消・アレルギー緩和

かつおぶし酒

栄養豊富でヘルシーなかつおぶしは、ふりかけるだけで食べられるので栄養が摂りやすくて便利です。

また、かつおぶしだけでも食材の味付けができて、余計な塩分を加える必要がないので、結果として減塩効果につながります。

旨味の秘密は、鰹に含まれる「イノシン酸」にあります。鰹は高速で長距離を泳ぎ続けるため、大量のエネルギー成分「ＡＴＰ」を必要とします。ＡＴＰの分解によって、旨味のもととなるイノシン酸が生成されるため、かつおぶしには多くの旨味が凝縮されているのです。

そしてイノシン酸が体内に入ると、細胞が活性化されて新陳代謝が活発になり、皮膚の細胞分裂が進み、髪が生えかわり、発汗しやすくなるなどの作用が働きます。

細胞の生まれ変わりや新しい赤血球を作ることに欠かせない栄養素である「ビタミンB_{12}」「葉酸」「鉄分」が貧血を予防し、「ＥＰＡ」が血液をサラサラにし、血流をよくする役割を果たします。

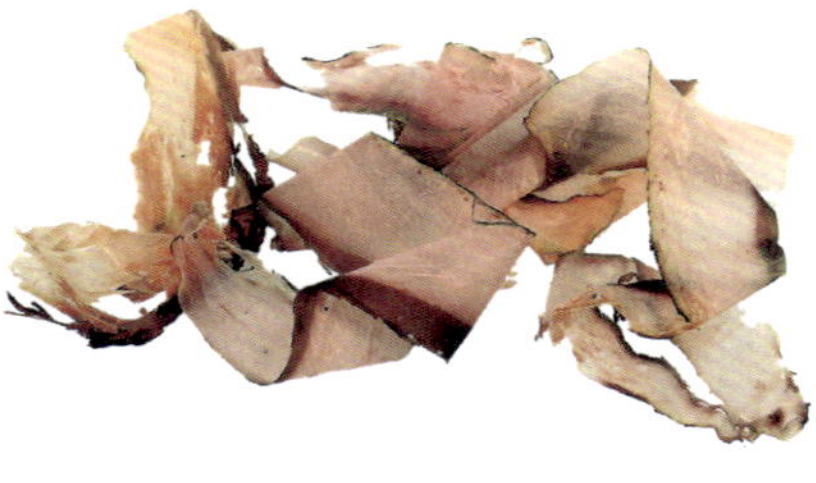

さらに、30種類ものアミノ酸も含まれていて、その中でも重要なのが「必須アミノ酸」と呼ばれる9種類になりますが、かつおぶしにはなんと9種類の必須アミノ酸すべてが含まれています。

必須アミノ酸を摂取することで、運動時の筋肉疲労の軽減や筋力の維持や増強、代謝の調整や精神安定などの効果が期待できます。

豊富な「タンパク質」が含まれるかつおぶしは、肉類のタンパク質と比較して、必須アミノ酸が豊富でありながら脂質が少ないというありがたい特徴もあります。

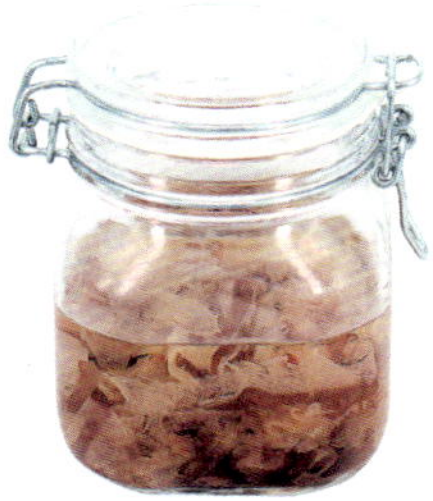

材料／かつおぶし（薄削りタイプ）15g、本格焼酎900mℓ

作り方／

❶ かつおぶしは手でよく揉む。

❷ ①、本格焼酎を容器へ投入する。

作る時間／4分　おおよその値段／1,000円　飲みごろ目安／3日後

ワンポイントアドバイス　和食の料理酒にしたり、お湯割りで飲んだりできます！

疲労回復・便秘解消・免疫力向上・アンチエイジング・冷え緩和・ストレス解消・不眠解消・アレルギー緩和

昆布酒

昆布は、かつおぶしや煮干し、干ししいたけに並ぶ、和食を支える食材のひとつです。

歴史は古く、縄文時代末期から食べられていたという説もあります。

昆布をはじめとした海藻は、カロリーがほとんどなく「カルシウム」「鉄」「ナトリウム」「カリウム」「マグネシウム」「リン」など、日本人に不足しがちなミネラルの宝庫です。

ミネラルは、それぞれの成分に大切な働きがありますが、主な役割は、体の成長・代謝・生理作用をコントロールして、体の機能や組織を維持・強化し、心身のバランスを正常に保つことです。

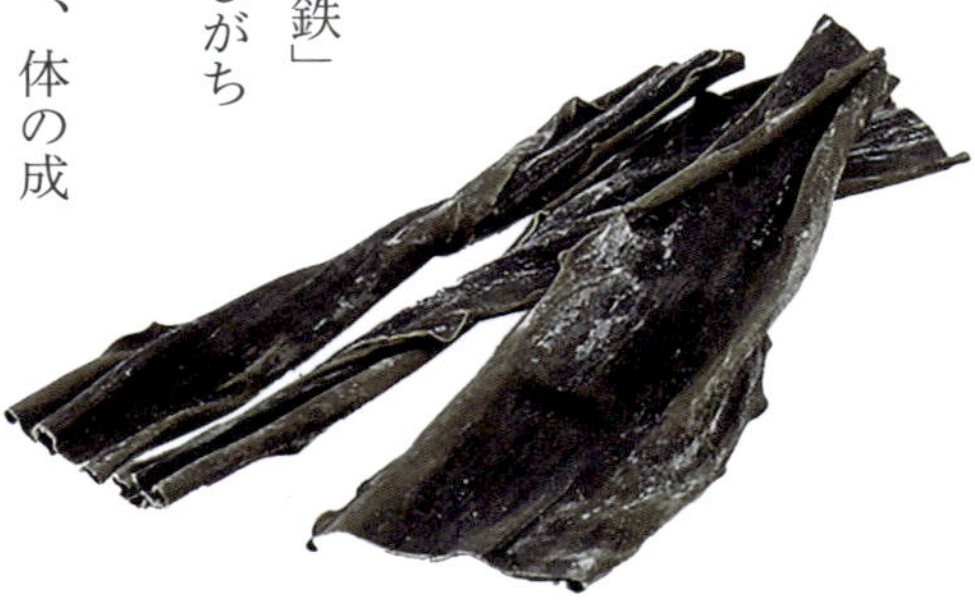

昆布に含まれるぬめり成分の正体は、「アルギン酸」や「フコイダン」といった海藻特有の水溶性食物繊維の一種で、高血圧や糖尿病の予防、コレステロール低下、便秘解消に効果が期待できます。

さらに「フコイダン」は、免疫機能の活性や抗腫瘍作用の役割を持つといわれています。

旨味成分「グルタミン酸」は、人の体内でも作り出すことができるアミノ酸の一種です。胃腸の働きをよくして過食を防いだり、唾液の分泌を促して虫歯の予防につなげたりします。また、美味しさを感じるのに必要な塩分濃度が低くなるので、自然と塩分控えめになります。

昆布のような賞味期限の長い乾物も、日にちが経つにつれて、色や香り、味が劣化しますが、新鮮なうちにお酒に漬け込むことで、鮮度をキープできます。

加えて、お酒に漬け込むことで、旨味エキスや栄養成分が浸出するので、昆布酒を料理酒として活用すると、昆布そのものを使うよりも調理時間が短縮できる上、濃厚な味や香りが堪能できます。

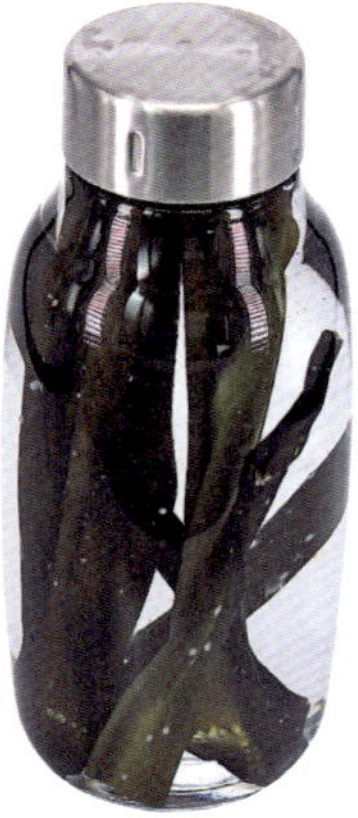

材料／昆布50g、ホワイトリカー900㎖

作り方／

❶ 全ての材料を容器へ投入する。
※昆布の汚れが気になる場合は、固く絞った布巾で表面をさっとふき取る。

作る時間／3分　おおよその値段／1,300円　飲みごろ目安／1か月後

ワンポイントアドバイス　和食の料理酒にしたり、炭酸水割りで飲んだりできます！

疲労回復・便秘解消・免疫力向上・アンチエイジング・冷え緩和・ストレス解消・疲れ目緩和・不眠解消・アレルギー緩和

びわの葉酒

びわは、長崎県や千葉県、香川県などが主な生産地で、温暖な地域で栽培されています。別名「枇杷葉（びわよう）」。

びわの葉は、古くから「大薬王樹」と呼ばれ、民間療法に活用されてきました。奈良時代に中国の僧医により〝びわの葉療法〟が、仏教医学として日本に伝来。以降、びわは食用としてだけでなく、葉の上にお灸をのせる〝びわの葉温灸〟などの薬用治療として現代まで利用されてきました。

ポリフェノールの一種「タンニン」は渋み成分で、抗酸化作用をはじめ、殺菌・抗菌・消臭作用があることも知られています。

そのため、びわの葉を煎じた汁を皮膚炎などの湿布薬として用いたり、入浴剤として、かゆみやあせも、肌荒れなど、肌の調子を整えたりすることでも知られています。

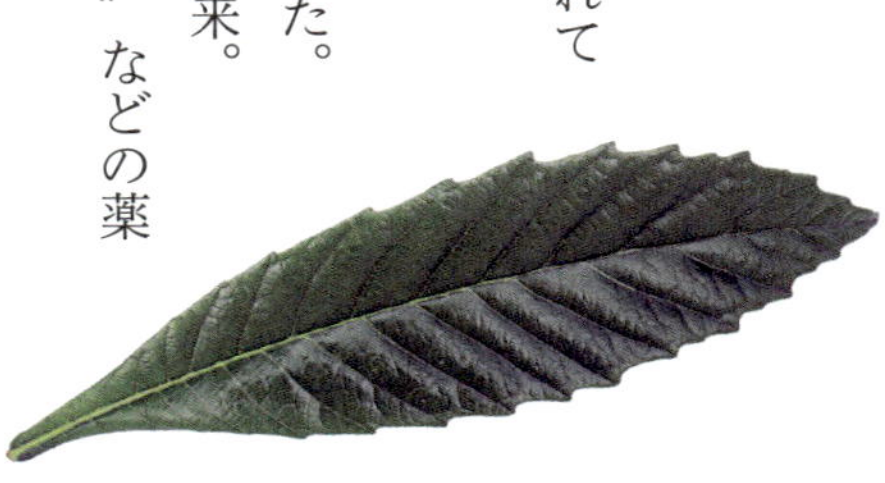

食事中や食後に飲むと、びわの葉に含まれるタンニンが鉄の吸収を妨げるので、貧血気味の人は飲むタイミングに注意が必要です。

「サポニン」という渋みやえぐみ成分は、脂肪代謝を促す作用や、抗酸化作用があり、ダイエットや美肌、風邪予防にも関わります。

びわの葉酒作りには、生の葉、乾燥の葉のいずれも使用できますが、効能は乾燥の葉のほうが高いといわれています。

生の葉を使う場合は、秋から冬頃の時期の、葉がひきしまった緑の濃い、重量感のあるものを使いましょう。

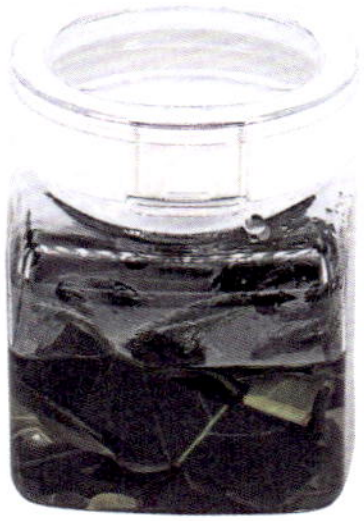

材料／びわの葉50〜60g、ホワイトリカー900mℓ

作り方／

❶【乾燥の葉を使う場合】成分を浸出しやすくするために、葉を軽く揉む（葉は洗わなくてよい）。

【生の葉を使う場合】水を張ったボウルにびわの葉を入れて、きれいに洗い、水気をふき取る。

❷ ①、ホワイトリカーを容器へ投入する。

❸ 2か月後、葉を引き上げて濾し、そのまま飲みごろまで熟成させる。

作る時間／4〜8分　おおよその値段／1,400円　飲みごろ目安／4か月後

ワンポイントアドバイス　飲むときにお好みで黒糖やはちみつを入れてみて！

疲労回復・便秘解消・免疫力向上・アンチエイジング・冷え緩和・ストレス解消・疲れ目緩和・不眠解消

落花生酒

国内の落花生の流通量は、全体の約9割が外国産で、国内産は約1割程度。国内産の約8割は千葉県で生産されています。

千葉県産のイメージが強い落花生ですが、意外にも日本の発祥地は神奈川県といわれています。

落花生は約半分が脂質からできています。肥満につながる脂質ですが、落花生の脂質は「不飽和脂質酸」という体にとって有益な脂質が多く含まれています。

不飽和脂肪酸の約50%を占める「オレイン酸」は血中コレステロールを低下させ、約30%を占める「リノール酸」は悪玉コレステロールを減らし、血圧を下げる働きがあります。

抗酸化作用が強い「ビタミンE」は、血管や肌、細胞などの老化を防止し、血行促進作用も持ちます。〝若返りのビタミン〟とも呼ばれ、生活習慣病に役立ちます。

糖質からエネルギーを作り出すのを助ける「ビタミンB_1」や糖質やタンパク質、脂質の代謝を高め、細胞の分裂など幅広い反応に関与する「ナイアシン」も含まれています。

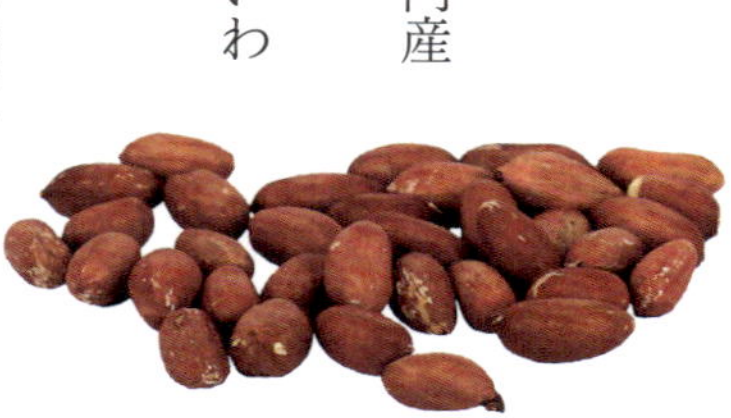

落花生の茶色の薄皮にはポリフェノールの一種「レスベラトロール」が豊富に含まれています。抗酸化作用があり、シミやシワの原因にもなる活性酸素を取り除き、アンチエイジング効果も期待できます。

このように落花生は、栄養豊富ですが高カロリーです。食べる量は、1日30粒程度にしましょう。

落花生酒作りには、「殻なし・茶色の薄皮付き・無塩」の落花生を選ぶと、殻むきの手間が省けて便利です。

ちなみに節分の豆まきは、全国的に大豆を使う地域が多いですが、北海道や東北地方、鹿児島県、宮崎県などでは、落花生（殻付き）がまかれています。

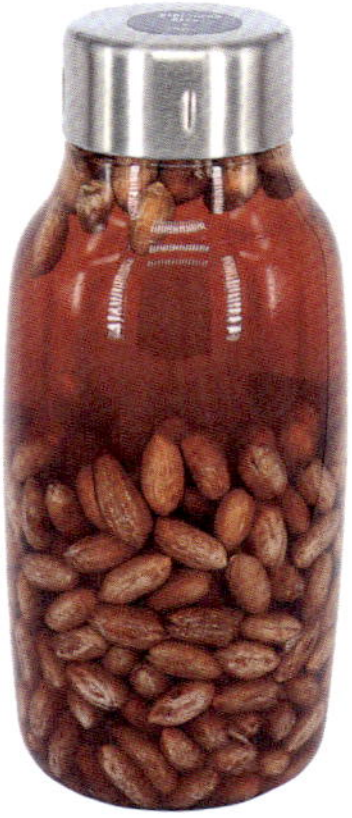

材料／落花生（薄皮付き・無塩）殻なしで350g、
ホワイトリカー900㎖

作り方／
❶ 全ての材料を容器へ投入する。

作る時間／2分　おおよその値段／1,400円　飲みごろ目安／6か月後

ワンポイントアドバイス　牛乳割りにして、黒糖やはちみつなどを加えるのもおすすめ！

いちご酒

かわいらしい見た目とやさしい甘味で人気のいちごは、栄養価も大変高い果物です。

〝ビタミンCの宝庫〟と呼ばれるほど、「ビタミンC」が豊富なことが特徴。強い抗酸化作用が働き、美肌や疲労回復効果を発揮し、老化予防につなげます。

ビタミンCは人の体内で作れないため、厚生労働省は1日のビタミンCの摂取推進量を100㎎としています。いちご1パックの3分の1程度の量でクリアできます。

またビタミンCは水溶性で熱に弱いので、ジャムなどに加工するよりそのまま生で食べた方がよいでしょう。

造血のビタミンと呼ばれる「葉酸」や、目の下のクマやシミ予防に役立つポリフェノールの一種「アントシアニン」や「エラグ酸」も豊富です。

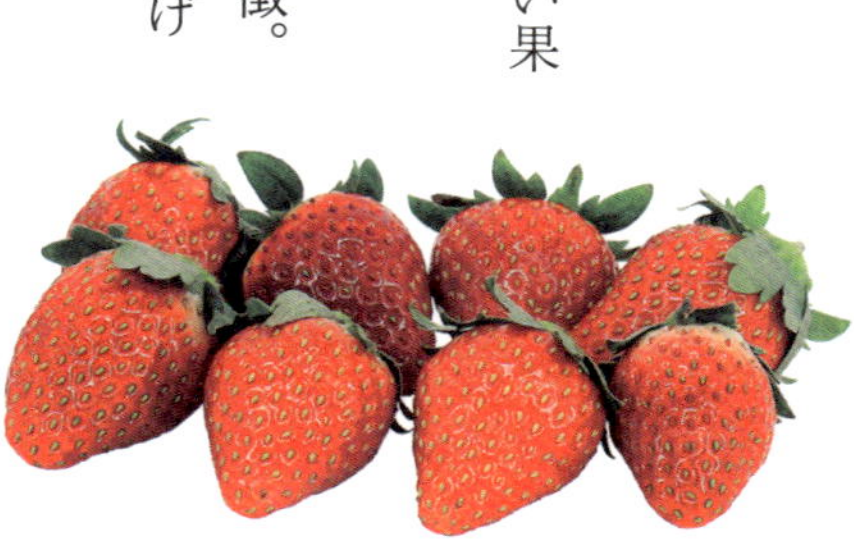

「カリウム」や食物繊維の一種「ペクチン」は、体内の余分な水分や老廃物を排出する働きがあるので、デトックス効果が期待できます。

薬膳としての効能は、体にこもった余分な熱を冷まし、体を潤す働きや、気の巡りをよくします。ですから、のどが痛い、口が渇くといったときに食べるとよいでしょう。イライラしているときやリフレッシュしたいときにもおすすめです。

60年代までは、いちごは4～6月が旬の果物でしたが、温室栽培がはじまり、クリスマスケーキの需要など時代の変化があり、12月～翌6月まで出回るようになりました。

いちご酒作りには、小粒でやや硬めのものが向いています。

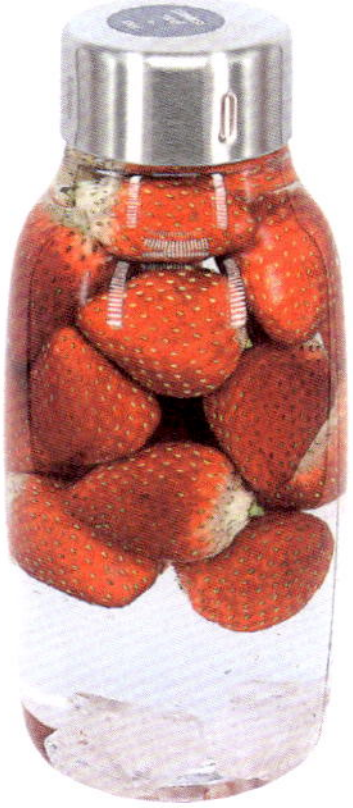

材料／いちご350g、氷砂糖50g、ウォッカ700㎖

作り方／

1. 水を張ったボウルにいちごを入れて、へたを持ち、ふり洗いする。
2. いちごをざるにあげて水切りし、1個ずつていねいに水気をふき取り、へたを取る。へたは捨てる。
3. ②、氷砂糖、ウォッカを容器へ投入する。

作る時間／15分　おおよその値段／1,500円　飲みごろ目安／2か月後

ワンポイントアドバイス　ビタミンCが流出してしまうので、ヘタは取らずにつけたまま洗いましょう！

メロン酒

芳醇で気品のある味と香りのメロンは、昔から贈答品として多く利用され、かつては高価でしたが、現在は品種改良により品種も増えて、手ごろな価格帯のものも見かけるようになりました。

薬膳でメロンは〝清熱解暑〟の果物とされています。体にこもった熱を冷まし、潤いを生み出して、ほてりやのどの渇きなどを改善します。

ミネラルのひとつ「カリウム」が豊富です。余分な塩分を排出してむくみ予防や、利尿作用による肥満防止の役割を果たします。

また、カリウムは、筋肉の収縮や神経の働きにも密接に関わる大切な栄養素です。

赤肉のメロンには抗酸化作用のある「β-カロテン」も多く含まれています。β-カロテンは体内で「ビタミンA」に変換され、皮膚や粘膜、髪の健康維持や眼精疲労にも役立ちます。

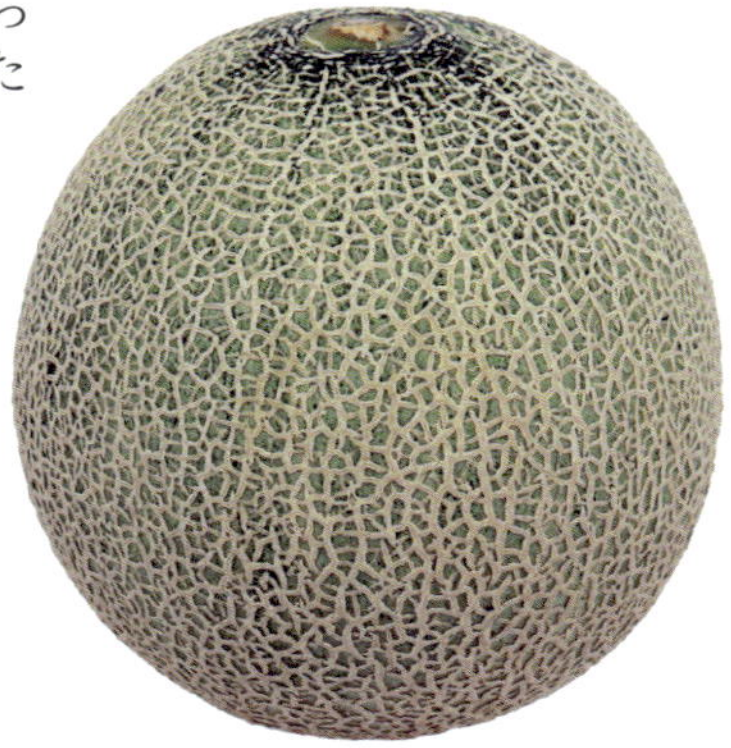

食物繊維の一種「ペクチン」は腸内環境を整える働きがあります。老廃物をため込みにくくするので、便秘解消の効果のみならず、肌荒れも減り美肌効果も期待できます。

抗酸化作用のある「ビタミンC」は、活性酸素の発生を抑え、取り除く働きがあります。コラーゲン合成を助け、シミやしわ、病気を予防するなど、老化から身体を守ってくれる働きもします。

わたには「アデノシン」という血液の流れをよくする成分が含まれているので、メロン酒作りの際は、捨てずに使ってくださいね。

但しメロンには、体を冷やす性質があるので、冷え症の人は食べ過ぎに注意しましょう。

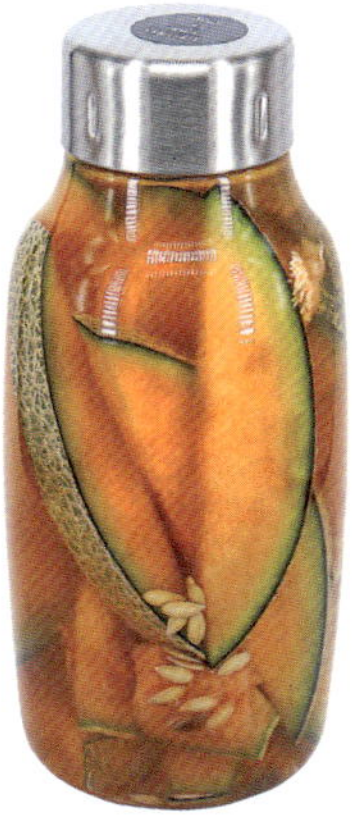

材料／メロン450g、氷砂糖50g、ゴールドラム酒700㎖

作り方／

1. メロンはよく洗い、水気をふき取る。
2. 容器に入るサイズに皮ごとザク切りにする。
3. ②、氷砂糖、ゴールドラム酒を容器へ投入する。わたと種も一緒に漬け込む。
4. 2か月後、実・わた・種を引き上げ、濾す。

作る時間／10分　おおよその値段／2,100円　飲みごろ目安／2か月後

ワンポイントアドバイス　ウリ科特有の味が気になる人は、ホワイトリカーやウォッカ以外がおすすめ！

アメリカンチェリー（さくらんぼ）酒

輸入物のアメリカンチェリーは、大粒で甘味が強く、酸味が少ないことが特徴です。

一方、国産さくらんぼは、上品なやさしい甘味と酸味があります。

養生酒作りにはどちらも使えますが、味と香りが濃厚なアメリカンチェリーが向いています。

旬は、アメリカンチェリーは5～6月、国産さくらんぼは6～7月です。

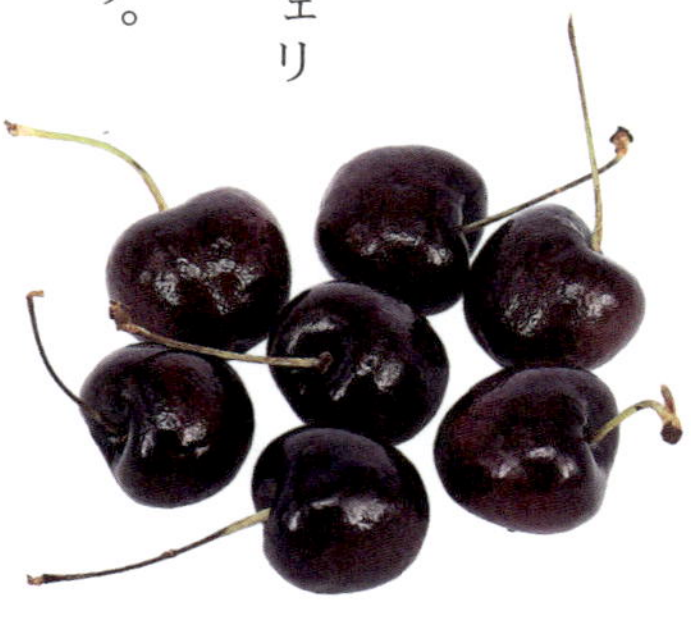

さくらんぼの一番の注目ポイントは、ビタミンの宝庫ということです。「ビタミンB1」「ビタミンB2」「ビタミンC」「ビタミンE」「β-カロテン」をバランスよく摂取することができます。抗酸化作用が強く、老化を促進させる活性酸素の発生を抑えて酸化を食い止めるので、美肌効果が期待できます。

水溶性ビタミンの「葉酸」は、〝造血のビタミン〟とも呼ばれ、新しい赤血球を作り出すのに必要不可欠な栄養成分です。

果肉の赤や紫の色は、ポリフェノールの一種「アントシアニン」によるものです。

アントシアニンは疲れ目の回復、抗酸化作用を発揮して生活習慣病や老化の原因を抑える働きをします。

輸入物の方が、国産に比べてアントシアニンが多い傾向にあります。

さくらんぼの主成分「ブドウ糖」は、エネルギー源として体に素早く吸収されます。

「リンゴ酸」や「クエン酸」は、疲労の蓄積を抑えて、疲労回復を早めます。さらにむくみ予防や美肌効果も期待できます。

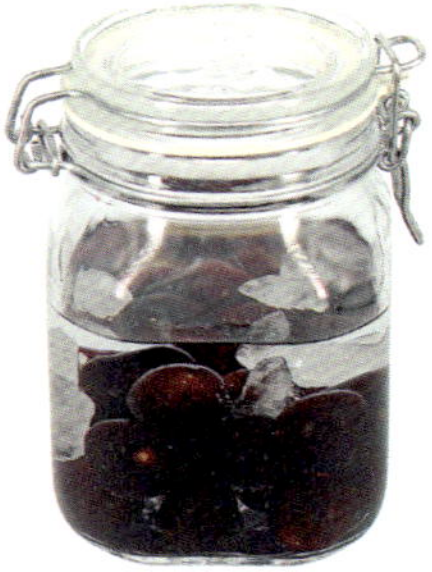

材料／アメリカンチェリー500g、氷砂糖80g、ホワイトリカー900㎖

作り方／

❶ ボウルに水を張り、アメリカンチェリーをざるに入れて、やさしくゆらし洗いをする。

❷ アメリカンチェリーをざるにあげて水切りし、1個ずつていねいに水気をふき取り、軸を取る。

❸ ②、氷砂糖、ホワイトリカーを容器へ投入する。

作る時間／15分　おおよその値段／1,700円　飲みごろ目安／3か月後

ワンポイントアドバイス　国産さくらんぼ使用の場合は、同量のホワイトリカーに、さくらんぼ600g、氷砂糖100gを投入して！

疲労回復・便秘解消・免疫力向上・アンチエイジング・冷え緩和・ストレス解消・疲れ目緩和・不眠解消

ざくろ酒

独特の食感で、甘酸っぱくてみずみずしい風味がします。

流通しているほとんどがイラン産やアメリカ産、カリフォルニア産の輸入品が中心です。

出回り時期は9～10月。

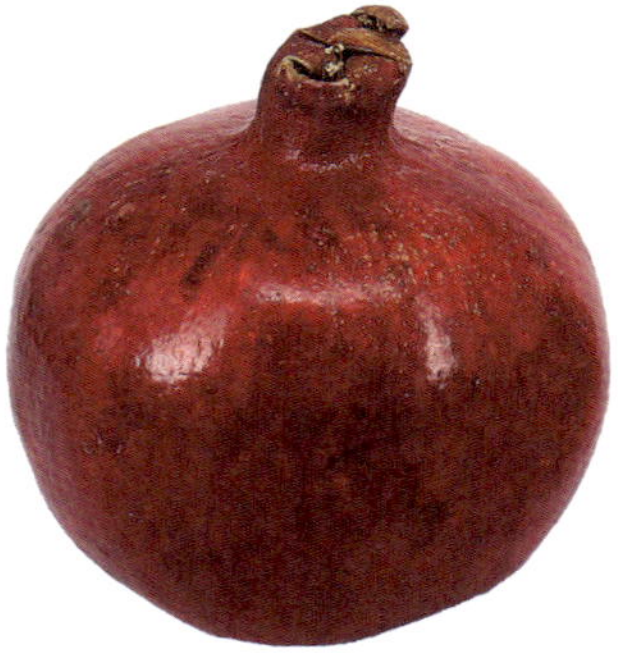

ざくろの歴史は古く、楊貴妃やクレオパトラが美を保つために食べていた話は有名です。

外皮の鮮やかな赤色は、ポリフェノールの一種「アントシアニン」によるものです。アントシアニンは疲れ目の回復、抗酸化作用を発揮して生活習慣病や老化の原因を抑える働きをします。

また、ポリフェノールの一種で抗酸化作用が強い「エラグ酸」は、メラニン色素の働きを抑制するので、シミやそばかす、たるみの防止や、アンチエイジング効果も期待できます。

「ビタミンC」も抗酸化作用があり、活性酸素の発生を抑えて取り除く働きがあります。コラーゲン合成を助け、疲労を回復させて美肌効果を高め、病気の予防をして、老化から身体を守ってくれます。

「カリウム」も豊富に含まれています。余分な塩分を排出してむくみ予防や、利尿作用による肥満防止の役割を果たします。

さらに、カリウムは筋肉の収縮や神経の働きにも密接に関わっています。

女性ホルモンに似た性質を持つ「エストロゲン様物質」は、善玉コレステロールを増やして血液をサラサラにし、脳の活性化や生活習慣病予防、更年期障害などにも有効です。

薬膳としての効能は、下痢止め効果があります。また、のどの渇きを鎮め、長く続く咳も改善します。

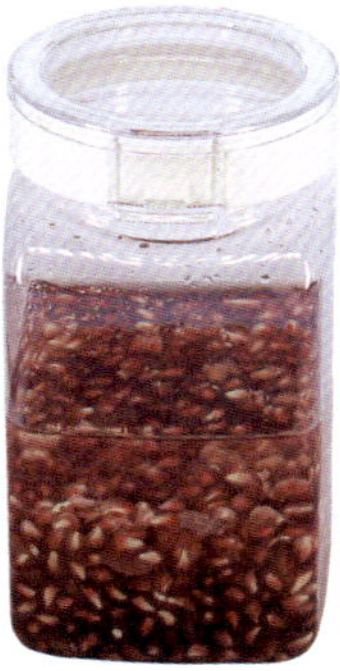

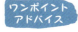

材料／ざくろ 皮をむいて正味450g、氷砂糖90g、ホワイトリカー900㎖

作り方／

1. ざくろの先端の尖っている部分を切り落とし、外皮を包丁で割り、赤い粒を丁寧に取り出す。
2. ①、氷砂糖、ホワイトリカーを容器へ投入する。
3. 3か月後、ざくろの実を引き上げて濾す。

作る時間／15分　おおよその値段／1,900円　飲みごろ目安／3か月後

ワンポイントアドバイス　ざくろの皮は毒性があるので、漬け込みNG！

疲労回復・便秘解消・免疫力向上・アンチエイジング・冷え緩和・ストレス解消・疲れ目緩和・不眠解消

オレンジ酒

甘味と酸味、香りのバランスがよく、果汁が豊富なオレンジは、一年を通して購入しやすい果物です。

抗酸化作用のある「ビタミンC」が豊富です。人体に有害な活性酸素の発生を抑え、コラーゲン合成を助けてシミやしわの予防をし、老化から身体を守ってくれる働きもします。

また、鉄の吸収を助けて免疫力を強化し、ウイルスや菌への抵抗力を高めるので、風邪予防効果も期待できます。

水溶性食物繊維の一種「ペクチン」は便秘解消に効果的なほか、血糖値の上昇をおだやかにしたりコレステロール値を下げたりする作用があります。

ミネラルのひとつ「カリウム」は、体内の余分な塩分を排出し、水分のバランスを調整する役割を果たします。加えて、筋肉の収縮や神経の働きにも密接に関わっています。

カリウムは熱に弱い性質がありますが、生食が基本のオレンジは栄養面において心配ありません。

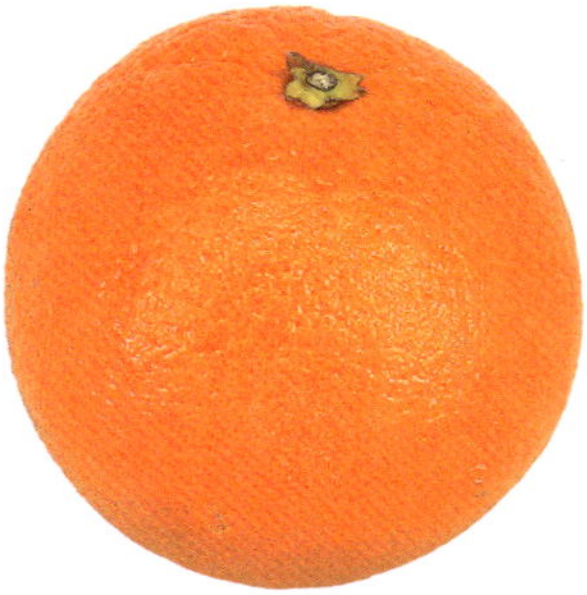

オレンジ色の色素成分「β-クリプトキサンチン」は、体内で「ビタミンA」に変換され、皮膚や粘膜、髪の健康維持や眼精疲労回復にも役立ちます。さらにがん予防効果があることも知られています。

オレンジは暑い地域で採れる果物ですが、意外なことに体を温める作用もあります。

その理由は、捨てられることが多い皮や薄皮、すじには「ヘスペリジン」というフラボノイドが含まれているからです。

ヘスペリジンには、ビタミンCの吸収率を高め、毛細血管を強くして血流を促す役割を果たします。

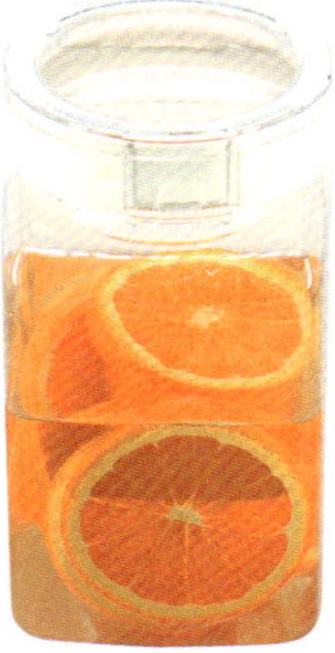

材料／オレンジ550g（2〜4個位）、氷砂糖60g、ホワイトリカー900mℓ

作り方／

1. 塩を適量手に取り、オレンジ全体をやさしくもむようにこすり、流水で洗い流し、水気をふき取る。
2. オレンジの両端は切り落として捨てる。実は皮ごと1cm幅の輪切りにする。
3. ②、氷砂糖、ホワイトリカーを容器へ投入する。
4. 3か月後、オレンジを引き上げる。

作る時間／10分　おおよその値段／1,300円　飲みごろ目安／3か月後

ワンポイントアドバイス　塩で皮を洗うと傷みやすくなるので、すぐに使いましょう！

疲労回復・便秘解消・免疫力向上・アンチエイジング・冷え緩和・ストレス解消・疲れ目緩和・不眠解消

冷凍ライチ酒

みずみずしく高貴な香りと甘さのライチは、楊貴妃が好んだ果物としても知られています。

薬膳としての効能は、血液を増やし、貧血や血行不良からくるイライラや不眠、肌や髪のパサつきなどを改善。心と体のバランスを整えます。

抗酸化作用のある「ビタミンC」は、美肌作りに欠かせない栄養素です。コラーゲンの合成を助け、シミやそばかす予防、肌荒れや髪のパサつきを抑えるなどの作用があります。また、皮膚や血管、筋肉を丈夫にし、コレステロールの増加も抑えるので、老化予防に効果的です。

ポリフェノールの一種「ロイコシアニジン」も強い抗酸化作用が働き、活性酸素の発生を取り除きます。活性酸素が増えると、老化の原因となり、動脈硬化や免疫力の低下などを招くこともあります。

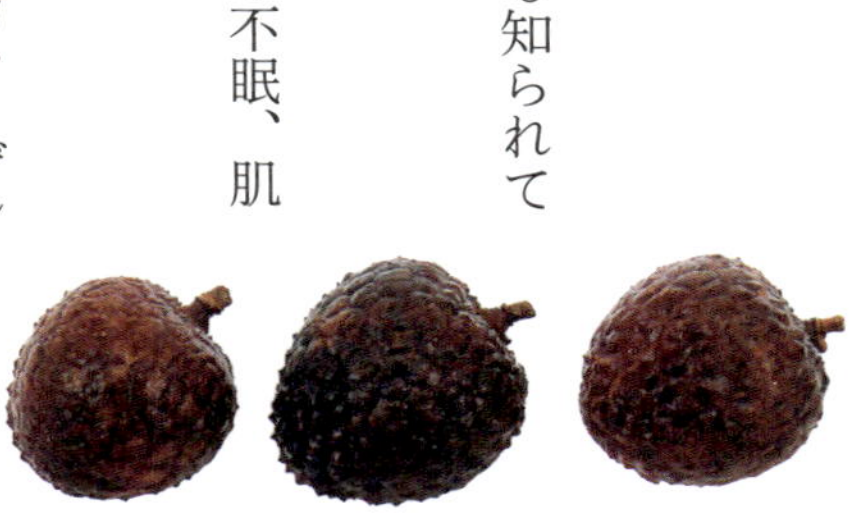

「カリウム」は、余分な塩分を排出して高血圧予防や、利尿作用による肥満防止の役割を果たします。

水溶性ビタミンの「葉酸」は、〝造血のビタミン〟とも呼ばれ、新しい赤血球を作り出すのに必要不可欠な栄養成分です。貧血予防によいとされています。

冷凍ライチは、年中スーパーマーケットなどで販売されています。

一方、沖縄県産や鹿児島県産など国産の生ライチは、6〜7月に出回りますが、流通量はわずかです。

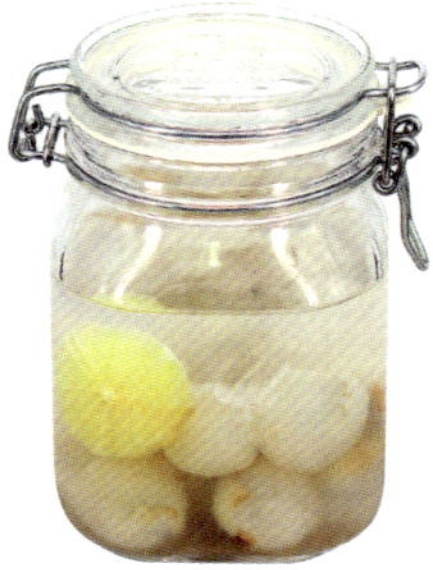

材料／ライチ（生でも冷凍でも可）皮をむいて正味600g、レモン1/2個、氷砂糖100g、本格焼酎900mℓ

作り方／

❶ ライチは軽く洗って、水気をふき取り、皮をむく。皮は捨てる。
※冷凍ライチ使用の場合は、解凍せずに使用する。

❷ レモンは皮をむき、1cm幅の輪切りにする。

❸ ①、②、氷砂糖、本格焼酎を容器へ投入する。

❹ 2週間後、レモンを引き上げ、その後さらに2か月後、ライチを引き上げて濾す。※5日後から飲めます。

作る時間／15分　おおよその値段／1,300円　飲みごろ目安／5日後

ワンポイントアドバイス　時間が経つと種の色素が浸出して茶色に変色しますが、品質に問題ありません！

疲労回復・便秘解消・免疫力向上・アンチエイジング・冷え緩和・ストレス解消・疲れ目緩和・不眠解消

ハイビスカス酒

南国イメージのある一般的なハイビスカスは園芸種で、観賞用に品種改良されたものになります。

ハーブティや養生酒などの食用に用いられるのは、ローゼル種です。

梅干しに似た香りで、やわらかな酸味があるハイビスカス。

美容効果が高いことで知られるハーブティですが、強力な抗酸化作用によって疲労回復効果が発揮されることも見逃せません。

酸味のもとである「クエン酸」が豊富です。抗酸化作用により、疲労回復をはじめ血行促進、食欲増進、新陳代謝の促進や美肌効果などにも役立ちます。

「ビタミンC」も豊富で、強い抗酸化作用によって人体に有害な活性酸素を除去して細胞の老化を防ぎます。

また、シミやそばかすの原因となるメラニン色素の発生を抑制し、美白効果も期待できます。

さらに、鉄の吸収を助けて貧血を予防するのも、ビタミンCの特徴的な効果のひとつです。

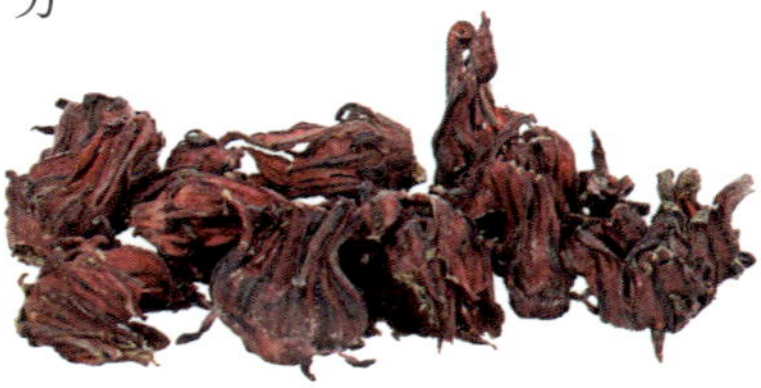

「ビタミンA」は、皮膚や粘膜を健康に維持する働きのほか、眼精疲労回復や薄暗いところでの視力維持など目の健康にも関わっています。

「カリウム」も豊富で、利尿作用があり、むくみや便秘、二日酔いにも効果的とされています。

赤色の色素成分「アントシアニン」にも抗酸化作用があり、目や体の老化防止に欠かせない栄養成分です。美肌にも一役買います。

ハイビスカス酒には、乾燥ハイビスカスを使用します。

オンラインショップやハーブティ専門店で取り扱いがあり、中華食材店で見かけることもあります。

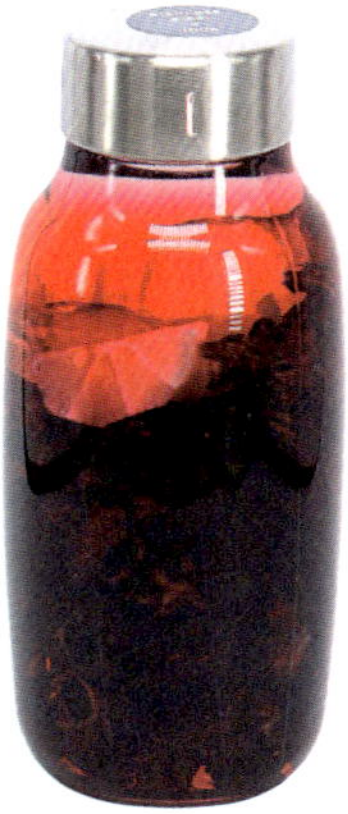

材料／ハイビスカス（乾燥）40〜50g、レモン1個、氷砂糖70g、ホワイトリカー900mℓ

作り方／

❶ レモンは皮をむき、白いわたをできるだけそぎ落として1cm幅の輪切りにする。

❷ ①、ハイビスカス、氷砂糖、ホワイトリカーを容器へ投入する。

❸ 2週間後、レモンを引き上げて濾し、そのまま飲みごろまで熟成させる。

作る時間／5分　おおよその値段／1,600円　飲みごろ目安／2か月後

ワンポイントアドバイス　ビールやハイボールに注ぐと、華やかな赤い色と風味が楽しめます！

疲労回復・便秘解消・免疫力向上・アンチエイジング・冷え緩和・ストレス解消・疲れ目緩和・アレルギー緩和

ローズヒップ酒

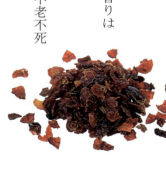

日本に咲くバラ科の〝ハマナスの実〟のことをローズヒップといい、香りはほとんどなく、酸味とほのかな甘味がします。

美肌に導く多くの効能をもつローズヒップですが、インカ帝国では〝不老不死の薬〟として重宝されていたとの逸話もあります。

〝ビタミンCの爆弾〟の異名を持つほどにビタミンCの含有量が多く、その量はレモンの約20倍ともいわれています。

強力な抗酸化作用が働き、シミやそばかすの原因となるメラニン色素の生成を抑制し、美肌のもとになるコラーゲンや、貧血予防に役立つ鉄の吸収を促進させます。

さらにローズヒップに含まれているビタミンCは、フラボノイドの一種「バイオフラボノイド」が含まれた天然のビタミンCです。

ビタミンCは本来熱に弱い性質ですが、バイオフラボノイドにはビタミンCを守る作用があるた

め、バイオフラボノイドを含むビタミンCは酸化されにくく、熱に強い性質を持ち、体内でより効率的に吸収されます。

「ビタミンE」や赤色のカロテノイド色素の「リコピン」にも抗酸化作用があり、細胞膜の保護や血行促進に関わります。

そのほか、「カルシウム」は牛乳の10倍、「鉄」は野菜の中でも含有量の多いほうれん草並みにあり、栄養価の高さも目を見張るところです。

ローズヒップ酒作りには、乾燥ローズヒップを使用します。オンラインショップやハーブティ専門店で取り扱いがあり、百貨店や大手スーパーマーケットで見かけることもあります。

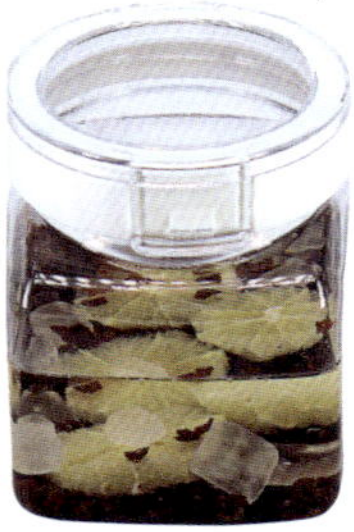

材料／ローズヒップ（乾燥）皮をむいて正味70g、レモン1個、氷砂糖60g、はちみつ大さじ1・1/2、ホワイトリカー900mℓ

作り方／

1. レモンは皮をむき、白いわたをできるだけそぎ落として1cm幅の輪切りにする。
2. ①、ローズヒップ、氷砂糖、はちみつ、ホワイトリカーを容器へ投入する。
3. 2週間後、レモンを引き上げて濾し、そのまま飲みごろまで熟成させる。

作る時間／5分　おおよその値段／1,600円　飲みごろ目安／2か月後

ワンポイントアドバイス　ローズヒップ酒×ハイビスカス酒のお湯割りもおすすめ！

アーモンド酒

アーモンドは〝ナッツ〟と呼ばれる木の実の代表格で、古くから親しまれてきました。

近年は健康や美容効果が高い、バランスのよいヘルシー保存食品として改めて注目されています。

「ビタミンE」が豊富に含まれています。抗酸化作用により細胞の健康維持を助け、シミやしわなど老化予防に効果が期待できます。

また、血行促進作用が働き新陳代謝を活発にするので、疲れ目やドライアイの予防にも役立ちます。

さらに「カリウム」「マグネシウム」「カルシウム」などのミネラル類も豊富に含まれています。これらは体を構成する成分そのものであり、体の機能調整に欠かせない大切な栄養素です。

水に溶けない「不溶性食物繊維」が多く含まれ、腸の中で水分を吸い込んで膨らみ、腸を刺激することで便通を促して、便秘解消につなげます。

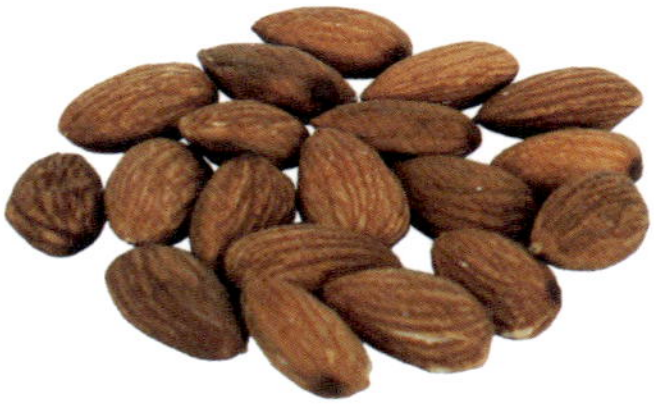

「ビタミンB_2」は、皮膚や粘膜を健康に保つ役割があります。

約半分が脂質でできていますが、アーモンドに含まれる脂質の多くは、「不飽和脂肪酸」と呼ばれるもので、血中コレステロール値の低下、悪玉コレステロールの軽減、血圧を下げて動脈硬化を防ぐなど、健康や美容によい栄養素です。

不飽和脂肪酸は、体内で作り出すことができないため、積極的な摂取が必要となります。

但しカロリーが少し高めですので、食べすぎは厳禁です。

油で揚げたものは、保存法によって酸化している可能性もあるので、素焼きタイプがおすすめです。

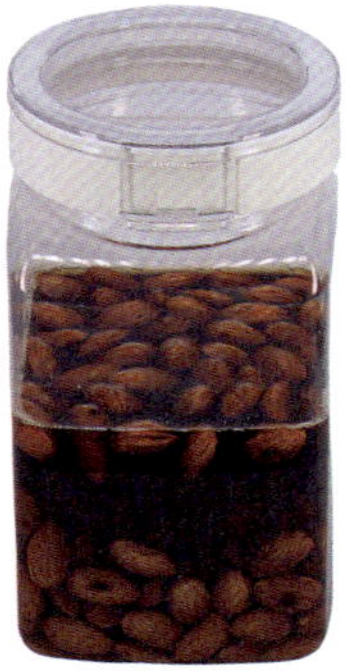

材料／アーモンド（無塩・素焼きタイプ）300g、ダークラム酒700㎖

作り方／

❶ アーモンドをフライパンに入れ、中火で乾煎りする。フライパンを軽くゆすりながら、軽く焼き目をつける。
❷ 香りが立ったら火を止め、バットなどに移して熱を冷ます。
❸ アーモンドの粗熱がとれたら、容器に②、ダークラム酒を投入する。

作る時間／10分　おおよその値段／2,000円　飲みごろ目安／3か月後

ワンポイントアドバイス　ホットミルク割りで飲むと、冷え症の緩和に！

疲労回復・便秘解消・免疫力向上・アンチエイジング・冷え緩和・ストレス解消・疲れ目緩和・不眠解消

くるみ酒

原産地はヨーロッパ。かつては貴族の美容食として人気がありました。日本でもアンチエイジングやダイエット食として親しまれているくるみですが、滋養強壮、血行促進、貧血予防、不眠解消、便秘改善などさまざまな効果が期待できます。

くるみは、体に必要な必須脂肪酸のひとつ「オメガ3脂肪酸」をナッツ類の中でもっとも多く含み、悪玉コレステロールと中性脂肪を下げることで血流をよくする効果があります。

水溶性ビタミンの一種「葉酸」は、細胞が増える上で大切なDNAの合成や、赤血球を作り出す働きがあります。そのため貧血予防に有効です。

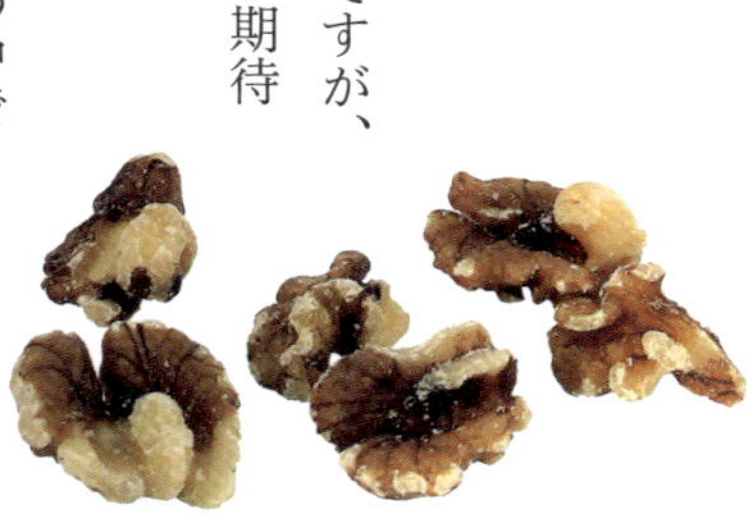

人の感情や睡眠に大きく関係する〝幸せホルモン〟ともいわれるセロトニンは脳内で作られています。そしてこのセロトニンに必要なのが、くるみに含まれている「トリプトファン」になります。

「不溶性食物繊維」が豊富で、消化に時間がかかり、胃の中の滞在時間が長くなるために、満腹感を得ることができ、結果的にダイエット効果につながります。

また、便秘改善にも関わります。

成長ホルモンの分泌や筋肉の増強に関与するアミノ酸の一種「アルギニン」も含まれています。体内で合成できるアルギニンですが、年齢とともに減るので、積極的に摂取したい栄養成分のひとつです。

くるみは滋養強壮力がある反面、カロリーも高いので食べすぎに注意しましょう。

1日摂取目安量は、10粒程度、養生酒で20～30㎖程度です。

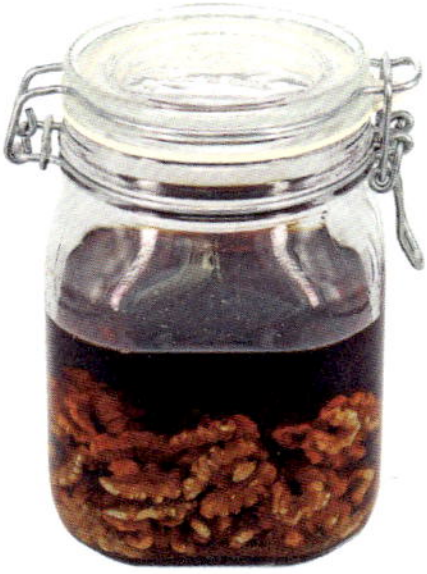

材料／無塩くるみ（殻なし）200g、中双糖（ザラメ）60g、ダークラム酒700㎖

作り方／
❶ 全ての材料を容器へ投入する。
※くるみの薄皮をむく場合は、熱湯をかけて薄皮をむき、水気をふき取ってから漬け込む。

作る時間／3分　おおよその値段／2,300円　飲みごろ目安／3か月後

ワンポイントアドバイス　薄皮をむいたくるみを使うと、苦味が抜けたくるみのやわらかい味わいに！

疲労回復・便秘解消・免疫力向上・アンチエイジング・冷え緩和・ストレス解消・疲れ目緩和・不眠解消・アレルギー緩和

黒ごま酒

古くから〝食べる丸薬〟といわれるほど、有効成分が豊富に含まれていて、元気を回復し、若返り効果が期待できる食材とされてきました。

薬膳としての効能は、体に潤いを与え、皮膚の乾燥や白髪を予防します。また、気や血を巡らせて体力を向上させるので、気力がなく疲れやすい人、足腰に重だるさを感じる人にもおすすめです。

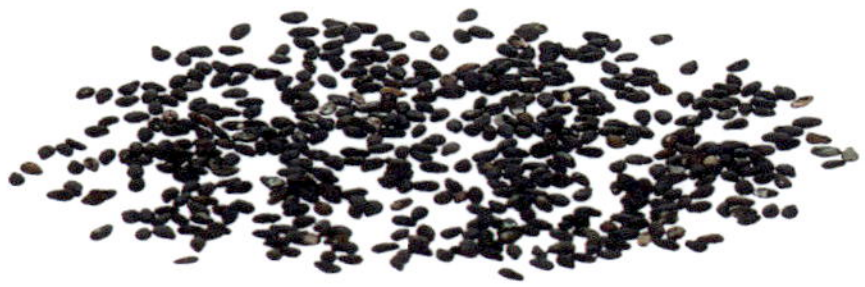

セサミンの一種で、ごまにしか含まれていない「ゴマリグナン」は、強い抗酸化作用があります。

脂質の酸化を抑える、脂肪酸の代謝を高める、アルコールの分解を促して肝臓を守るなどの役割を担います。

ゴマリグナンは希少な成分で、ごま1粒に1％未満しか含まれていません。

「ビタミンE」にも抗酸化作用があるので、ゴマリグナンの抗酸化作用とダブルで働き、体内の酸化や老化を防ぎます。

黒ごまの成分の約半分を占めるのが脂質で、そのほとんどがオレイン酸やリノール酸などの「不飽和脂肪酸」です。不飽和脂肪酸には、血中の悪玉コレステロールを減らして、コレステロール値を改善する働きがあるといわれ、血管の老化を防ぐ効果もあるとされています。

白ごまと比べて黒ごまの脂質はやや少なめですが、「ポリフェノール」が多く含まれ、抗酸化作用によるアンチエイジング効果が期待できます。

ごまは、種皮が硬いので、消化されにくいことが難点です。すりつぶしたり、アルコールに漬け込んだりすることで、栄養が体内に吸収されて効果が高まります。

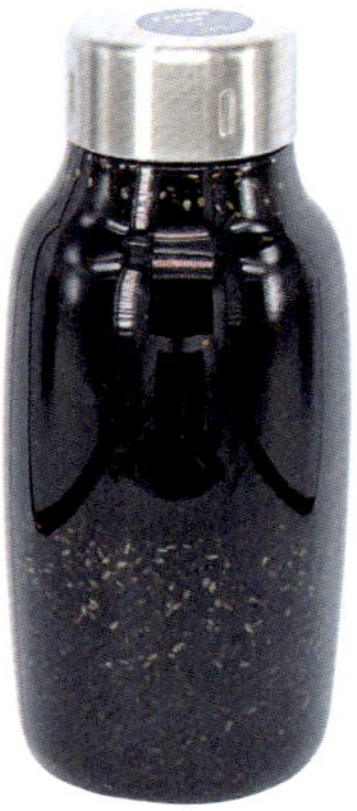

材料／黒ごま220g、ホワイトリカー900㎖

作り方／

❶ 黒ごまは乾煎りする。煙が出たら火を止める。焦がさないように注意する。

❷ 平皿などに移し、粗熱がとれるまで冷ます。

❸ ②、ホワイトリカーを容器へ投入する。

作る時間／10分　おおよその値段／1,200円

飲みごろ目安／6か月後（熟成させるほどよい）

ワンポイントアドバイス　牛乳割りがおすすめ。
黒糖シロップやきな粉とも相性がよいです！

疲労回復・便秘解消・免疫力向上・アンチエイジング・冷え緩和・ストレス解消・疲れ目緩和・不眠解消・アレルギー緩和

黒豆酒

薬膳では黒豆、黒ごま、ひじき、黒きくらげ、黒糖など〝黒い食材は、体に精をつける食材〟とされ、滋養強壮や老化予防、腰痛、更年期の不調にも役立つとされてきました。

色素成分「アントシアニン」は、強い抗酸化作用があり、動脈硬化や老化予防につながるとされています。また、光の刺激を目から脳に伝えるロドプシンの合成を促し、眼精疲労回復などの目の健康維持の役割を果たします。

黒豆のえぐみや苦味成分「サポニン」も強い抗酸化作用があります。人体に有害な活性酸素を除去し、コレステロールや中性脂肪の酸化を防ぐことが知られています。

「イソフラボン」は大豆に含まれていることで有名ですが、大豆の仲間の黒豆にも含まれています。

イソフラボンは、女性ホルモンのエストロゲンと似た作用があり、骨粗しょう症や更年期障害、

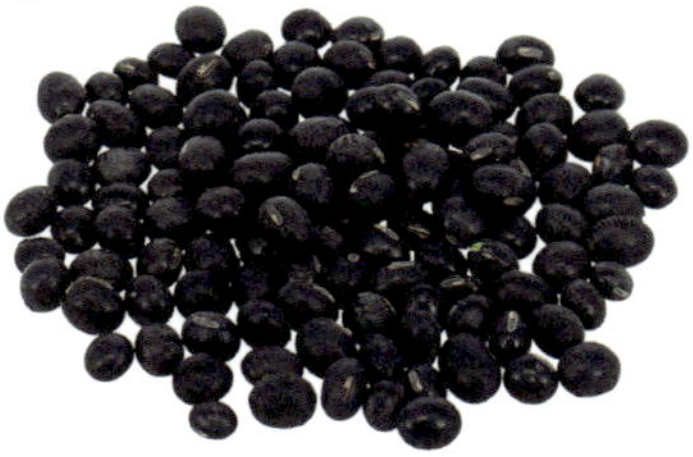

冷え症などの予防や改善につながるとされています。

更年期以降の女性はエストロゲンの分泌量が減るので、意識して摂りたい成分です。


上記のアントシアニン、サポニン、イソフラボンはいずれもポリフェノールの一種で、強い抗酸化作用によりアンチエイジング効果が期待できます。

白髪や抜け毛、しわやたるみ、乾燥による肌荒れなどを改善し、また、生活習慣病の予防につながるとされています。


黒豆などの生の豆には弱い有毒成分が含まれていることがあるので、加熱が必要です。

黒豆酒作りの際、そのままではなく黒豆を乾煎りしてから入れることで、時短かつしっかりと栄養成分が抽出されて香ばしい香りも出ます。

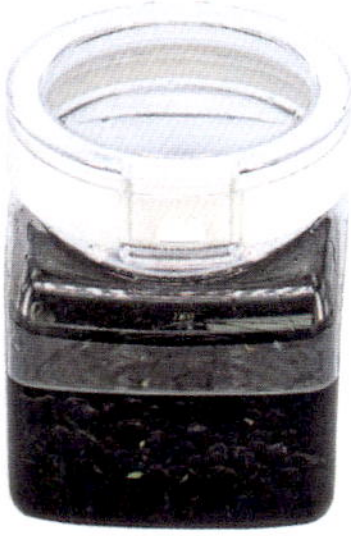

材料／黒豆（乾燥）250g、はちみつ100g、ホワイトリカー900mℓ

作り方／
❶ 黒豆は外皮が破れるくらいまで乾煎りする。焦がさないように注意する。
❷ 平皿などに移し、粗熱がとれるまで冷ます。
❸ ②、はちみつ、ホワイトリカーを容器へ投入する。

作る時間／10分　おおよその値段／1,400円　飲みごろ目安／2か月後

ワンポイントアドバイス　ホットの牛乳・豆乳割り、お湯割りがおすすめ！

疲労回復・便秘解消・免疫力向上・アンチエイジング・ストレス解消・疲れ目緩和・不眠解消・アレルギー緩和

白きくらげ酒

淡泊でクセがない味で、独特なコリコリとした食感です。別名「白木耳（しろきくらげ）」「銀耳（ぎんじ）」。中華料理によく使われる白きくらげは、薬膳料理の定番食材でもあります。

生の状態ではほとんど流通していないので、乾燥の白きくらげを使います。

楊貴妃も好んで食べていたといわれ、美肌を作るコラーゲンが豊富です。体に潤いを与え、肌や喉を乾燥から守る薬膳としても知られています。

ミネラル類が豊富で、「カルシウム」の含有量は、きのこ類の中ではトップクラスです。カルシウムは、骨や歯の主成分であるほか、神経の情報を伝達したり、筋肉の動きを調整したりする役割を担います。

さらに白きくらげには、カルシウムの吸収をサポートする「ビタミンD」も含まれているため、丈夫な骨や歯をつくるのを助けます。

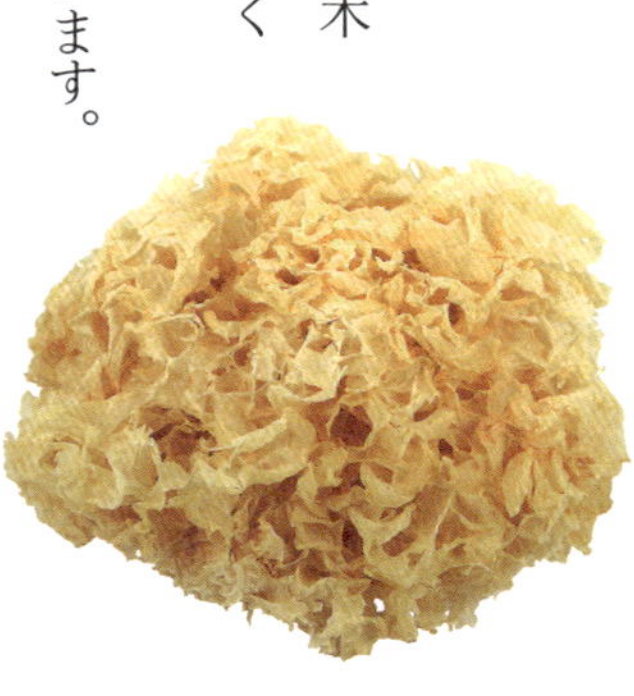

「リン」も豊富に含まれています。リンの含有量はカルシウムよりやや多めで、エネルギー代謝にも関わるミネラルです。

リンとカルシウムの割合は、どちらかが多すぎても片方の吸収を妨げてしまいますが、カルシウムとリンの摂取比率はほぼ同量なので、望ましいとされています。

エネルギー産生に関わる「鉄」は貧血予防に、体内の余分な塩分を排出させる「カリウム」はむくみ予防に役立ちます。

日本の家庭料理としてはそれほど浸透していませんが、白きくらげは、スープや炒めものなどの食事から、シロップ煮やゼリーなどの甘いデザートまで、幅広く楽しめる食材です。

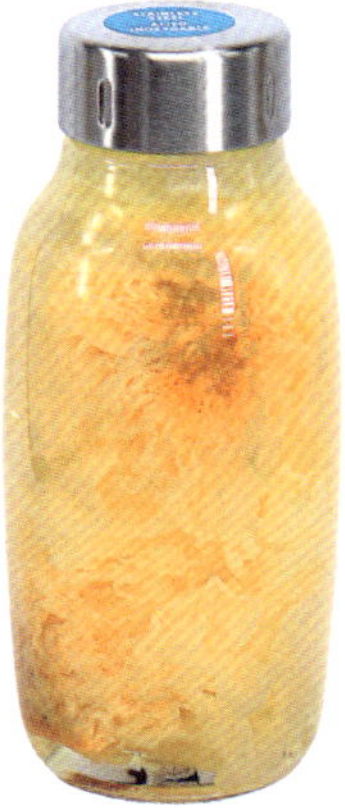

材料／白きくらげ（乾燥）30g、ホワイトリカー900㎖

作り方／

❶ 全ての材料を容器へ投入する。
※必要に応じて容器に入るサイズに切る。
※ごみやほこりが付着していた場合は、ホワイトリカーを適量（分量外）かけて洗い流す。

作る時間／4分　おおよその値段／1,200円
飲みごろ目安／3か月後（熟成させるほどよい）

ワンポイントアドバイス　グレープフルーツジュース割りや黒糖シロップやはちみつを加えるのもおすすめ！

疲労回復・便秘解消・免疫力向上・アンチエイジング・冷え緩和・ストレス解消・疲れ目緩和・不眠解消・アレルギー緩和

ゆず酒

日本に40種類ほどある香酸柑橘のうち、ゆず・かぼす・すだちの3つが国内生産量の約8割を占めています。

香酸柑橘とは、柑橘の中でも酸味が強く、生食せずに薬味や風味付けに使われている柑橘のことです。

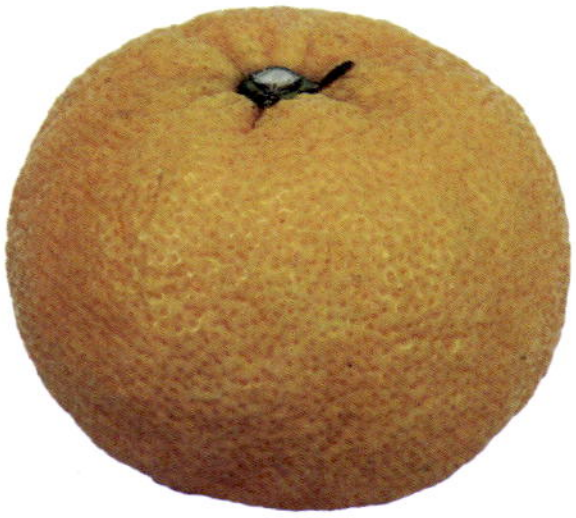

抗酸化作用のある「ビタミンC」は豊富に含まれ、血行促進効果があるとされています。そのほか、免疫力を高めて風邪を予防したり、鉄の吸収を促進して貧血を予防したりするなど、幅広い健康効果をもたらします。

ビタミンCが不足すると、コラーゲンも不足し血管や筋肉、皮膚、骨などの結合組織が弱くなり、健康な状態を保てなくなります。

酸味成分の「クエン酸」は、疲労回復につなげ、水溶性食物繊維の「ペクチン」は、下痢や便秘の予防・改善を助けます。

ゆずの注目成分で、柑橘類の筋や皮に多く含まれる「ヘスペリジン」にも抗酸化作用があり、ビタミンCの働きを助けて、毛細血管を強化する役割もあります。

また、血行促進やコレステロール値の上昇を抑える効果も知られています。

さわやかな香り成分「リモネン」は、リラックス効果や安眠効果に加え、血行促進効果も期待できます。

ゆず湯の温熱効果は、ヘスペリジンやリモネンがお湯に溶けて血行が促進されるためとされています。

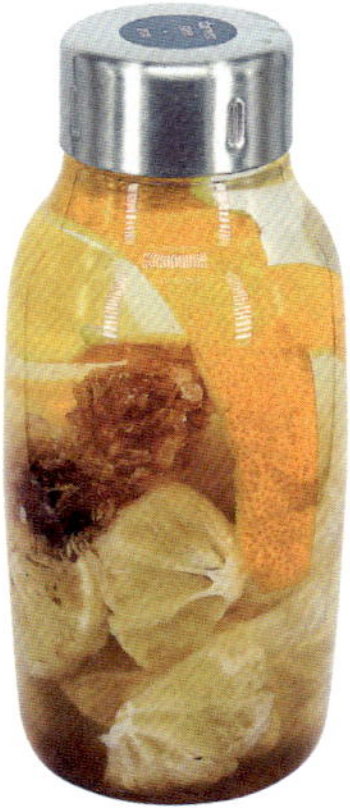

材料／ゆず皮をむいて正味400g（3～4個 ※皮はゆずの1/2の量を使用する）、巣蜜（はちみつ or 氷砂糖でも代用可）150g、ホワイトリカー900㎖

作り方／

❶ ぬるま湯を張ったボウルにゆずを入れて、よく洗い、水気をふき取る。
❷ ゆずの皮をむき、白いわたをできるだけそぎ落とす（むいた皮の1/2の分量を使用）。
❸ 実は横に半分に切る（実が大きい場合は1.5cm幅の輪切りにする）。
❹ ②、③、巣蜜、ホワイトリカーを容器へ投入する。
❺ 1週間後、ゆずの皮を引き上げ、2か月後、実を引き上げて濾す。

作る時間／15分　**おおよその値段**／1,300円　**飲みごろ目安**／2か月後

ワンポイントアドバイス　皮にハリがあり、重量感があって、よい香りのするゆずを選びましょう！

疲労回復・便秘解消・免疫力向上・アンチエイジング・冷え緩和・ストレス解消・不眠解消・アレルギー緩和

しょうが酒

原産国は熱帯アジア。日本には3世紀以前に中国から伝えられ、以来、薬効の高い食材として人々の暮らしになじんでいたといわれています。

しょうがの体を温める作用は、胃腸を活発にして胃を健康にします。そして食欲を増進させ、下痢や吐き気を抑える作用があるといわれています。さらに発汗作用により、風邪の引きはじめの悪寒や解熱、節々の痛みの緩和も期待できます。

強い辛みは「ジンゲロール」と「ショウガオール」という成分によるものです。

「ジンゲロール」は生のしょうがに含まれ、殺菌作用があります。血行を促進し、体を温める作用があるので、風邪のひきはじめや冷え症に有効です。

「ショウガオール」はとくに抗酸化作用が高く、抗がん性があるといわれ、アメリカ国立がん研究所が定めた〝がん予防が期待できる食品〟にも選ばれています。

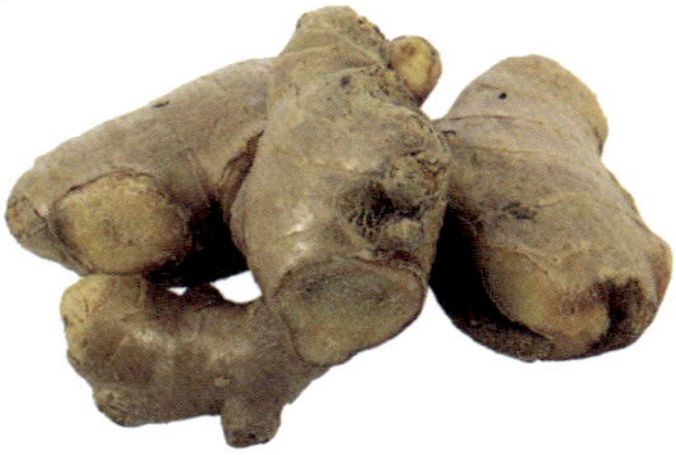

食欲をそそる香りは「ジンギベレン」や「シトロネラール」などの成分で、食欲増進や解毒の作用があります。しょうがは、辛味成分と香り成分が相まった香辛料として、幅広く使われています。

しょうがは大きく分けて、「黄色いしょうが」と「新しょうが」の2種類あります。

しょうが酒作りには、年中流通している黄色いしょうがが向いています。

黄色いしょうがは毎年秋に収穫され、数ヶ月貯蔵されたもので、辛みが強いことが特徴です。

一方で、初夏に出回り、皮の色が白っぽい新しょうがは、辛みが少なく水分が多い特徴があり、黄色いしょうがより少ないといわれています。

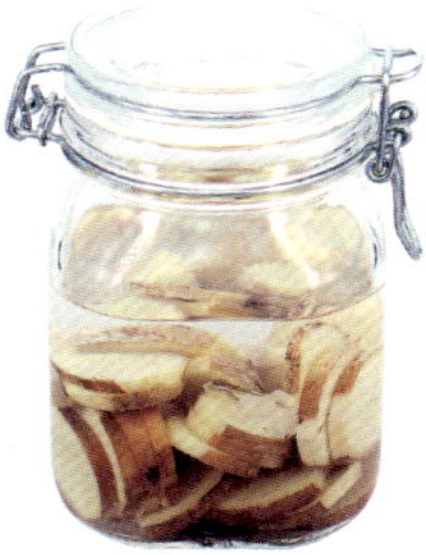

材料／生姜 皮付きで350g、氷砂糖50g、ホワイトリカー900mℓ

作り方／

❶ しょうがは皮付きのまま、たわしで水洗いし、水気をふき取る。

❷ 皮はむかずに、5mm幅の薄切りにする。

❸ ②、氷砂糖、ホワイトリカーを容器へ投入する。

作る時間／10分　おおよその値段／1,200円　飲みごろ目安／2か月後

ワンポイントアドバイス　お湯割りなど、温めて摂取することで、体を温める効果が！

疲労回復・便秘解消・免疫力向上・アンチエイジング・冷え緩和・ストレス解消・疲れ目緩和

唐辛子酒

唐辛子は、品種によって辛さのレベルが大きく異なります。

熟す前の緑色のものは青唐辛子、完熟した赤色のものは赤唐辛子と呼ばれます。

赤唐辛子は赤くなるほど栄養価とともに辛味が強くなります。

唐辛子の辛味のもとは「カプサイシン」という成分です。カプサイシンは、脳の中枢神経を刺激してエネルギー代謝を促進し、体脂肪を分解するので、肥満防止の効果が期待できます。

また、血行をよくして体を温め、胃液の分泌を促して消化吸収を助ける作用もあります。

カプサイシンは、体温が上がり発汗促進作用が働くので、肩こりや関節痛など、冷えからくるさまざまな症状に有効です。

こうした症状には、主に外用として用いられることが多く、唐辛子を主原料にした湿布剤も多く販売されています。

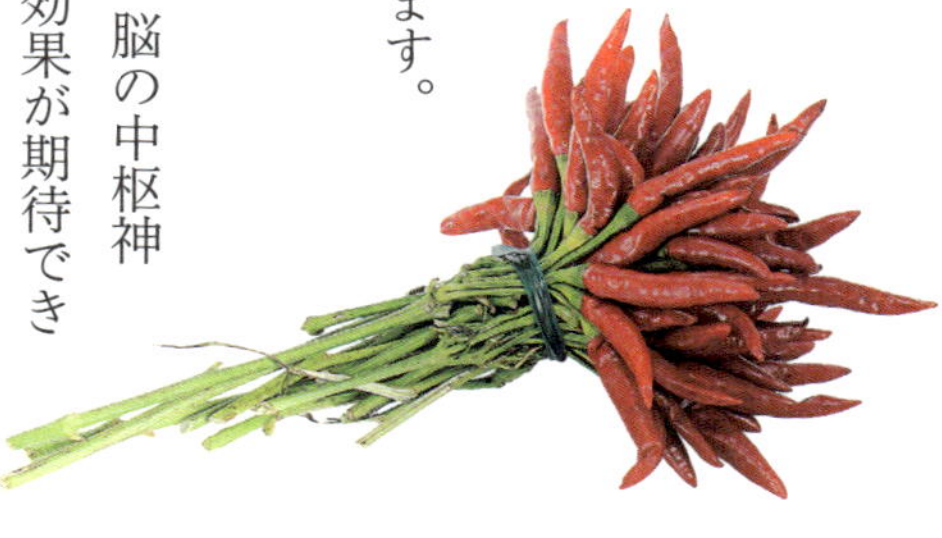

「ビタミンA」「ビタミンE」「ビタミンC」などのビタミン類も豊富で、強い抗酸化作用が働き、疲労回復や美肌などの役割を果たします。

「β-カロテン」も豊富で、皮膚や粘膜を正常な状態に保つ効果があるとされています。

唐辛子酒作りには、青唐辛子や乾燥唐辛子も使えます。いずれの唐辛子も強い辛味エキスが浸出するので、アルコールをつぎ足して使うことも可能です。

唐辛子酒は辛味調味料として、ごく少量だけ使うようにしてくださいね。

刺激が強いので、胃の弱い人や痔の人は避けましょう。

唐辛子は刺激が強いので、調理後はすぐに手を洗い、目に触らないようにしてください。

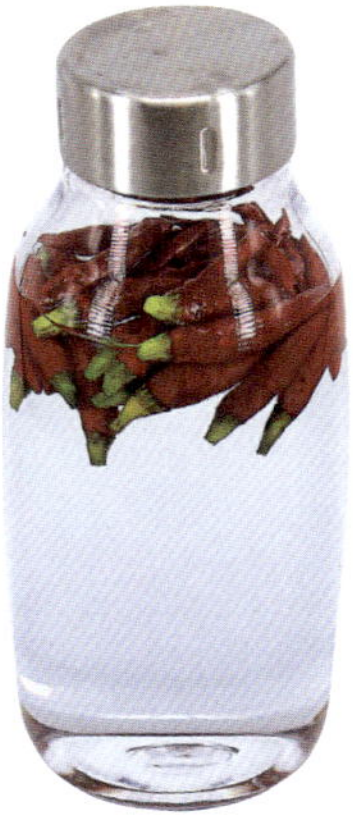

材料／赤唐辛子15g（青唐辛子の場合40g、乾燥唐辛子の場合12g）、ホワイトリカー300mℓ

作り方／
❶ 唐辛子はひとつずつ洗い、水気をふき取る。
❷ ①、ホワイトリカーを容器へ投入する。

作る時間／2分　おおよその値段／500円
飲みごろ目安／1か月後（熟成させるほどよい）

ワンポイントアドバイス　島唐辛子（沖縄産）を泡盛で漬け込むと、「コーレーグース」に！

疲労回復・便秘解消・免疫力向上・アンチエイジング・冷え緩和・ストレス解消・疲れ目緩和・不眠解消

にんにく酒

世界中で使われるスパイスの代表格。

古代エジプトでは、強壮剤としてピラミッド建設時に多く使用されたという記録が残されています。

意外と知られていませんが、にんにくはがん予防に役立つ野菜のトップに挙げられています。ちなみに、2位はキャベツです。

薬膳としての効能は、血の巡りをよくして体を温め、食欲を増進させ、栄養の吸収をよくします。胃液の分泌をよくし胃腸を整え、冷えからくる下痢を止めたり、風邪による寒気を鎮めたりさせる作用があるとされています。

そのほか、疲労回復や、抗菌・鎮静・解毒作用などの多くの効果が期待できます。

にんにく特有の強い臭いはネギ属に含まれる「アリシン」という成分で、その含有量はネギ属の中でトップを誇ります。

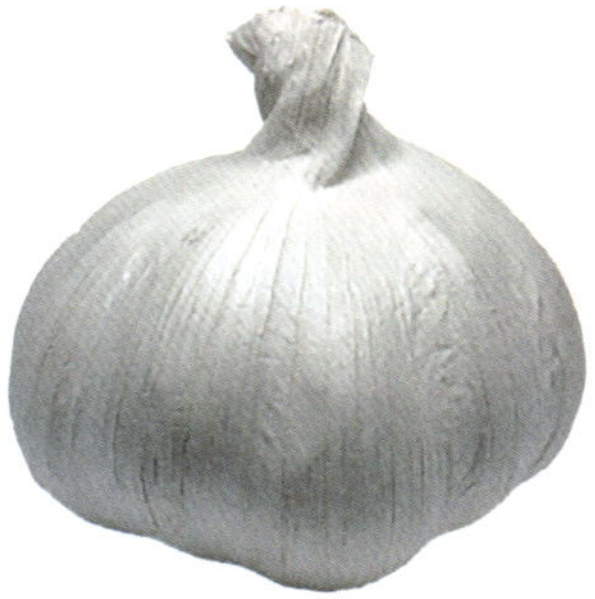

アリシンは炭水化物の代謝に必要な「ビタミンB_1」と結合すると、脂溶性に変わり、血中に長くとどまるので、炭水化物のエネルギーを効率よく利用できます。

細胞の浸透圧を維持する「カリウム」や、骨や歯の材料になる「リン」などのミネラル類、腸の調子を整える「食物繊維」なども大切な役割を果たします。

にんにく酒は、生のにんにくに負けないくらい濃厚な香りがします。パスタやカレー、炒めものなど、にんにくを使うあらゆる料理に活用できるので、にんにく酒は常備すると便利です。

熟成過程で、漬け込んだにんにくが化学反応により青緑色に変色することもありますが、カビや傷みではないので安心してくださいね。

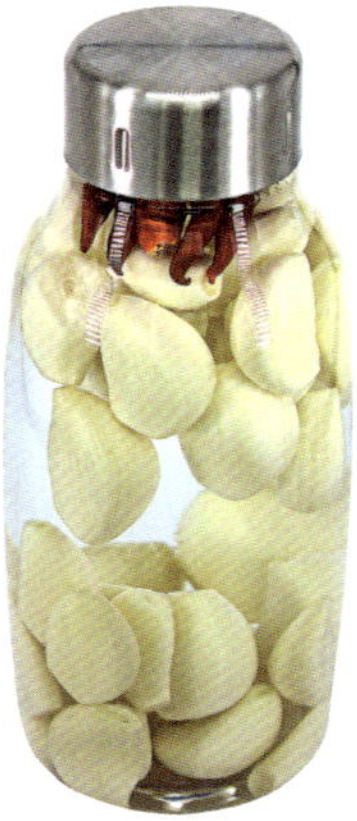

材料／にんにく 皮をむいて正味400g、
鷹の爪1～7本（お好みで。入れなくてもよい）、ホワイトリカー900㎖

作り方／
❶ にんにくを1片ずつ分けて、外皮をむき、薄皮もむく。
❷ ①、鷹の爪、ホワイトリカーを入れる。

作る時間／25分　おおよその値段／1,300円　飲みごろ目安／4か月後

ワンポイントアドバイス　疲れやすい人や風邪をひきやすい人は20～30㎖程度毎日飲むとよいでしょう！

疲労回復・便秘解消・免疫力向上・アンチエイジング・冷え緩和・ストレス解消・不眠解消・アレルギー緩和

カルダモン酒

スーッとするエキゾチックな香りが特徴のカルダモンは〝香りの王様〟とも呼ばれています。

インドでは、キリスト誕生以前から重宝されているスパイスのひとつです。

インド・スリランカ発祥の伝統医療「アーユルヴェーダ」では、カルダモンは〝もっとも安全な消化促進剤〟であるとされています。

主成分の「テルピニルアセテート」は、消化液の分泌を促します。消化を促進させることで、胃腸にたまった余計な水分を除去し、吐き気や胃もたれ、おなかの張りを改善する役割があります。

精油成分の「リモネン」には、血行を促進し体を温める作用があります。さらに発汗も促すので、風邪の引きはじめに効果がみられます。

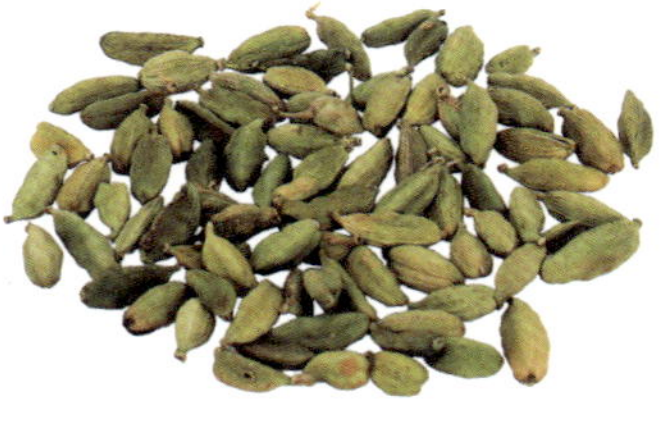

「シネオール」には高い消臭効果があり、市販の口臭ケアアイテムにも利用されています。にんにくやアルコール臭も和らげます。

香り成分の「テルピネオール」や「シネオール」には、脳をリラックスさせる作用があり、さらに脳の老化予防効果も知られています。

北インドでは、アルツハイマー型認知症の患者数が極端に少ないという統計があります。

インドではカレーが主食で、カレーにはカルダモンを含め、体を温める複数のスパイスを入れますが、カルダモンの効能は、一過性ではなく、持続的に脳の血流量を増やします。

このことが認知症予防につながっているといわれています。

カルダモンはカレースパイスに使われることが多いですが、ケーキやクッキーなどのお菓子とも相性がよいです。

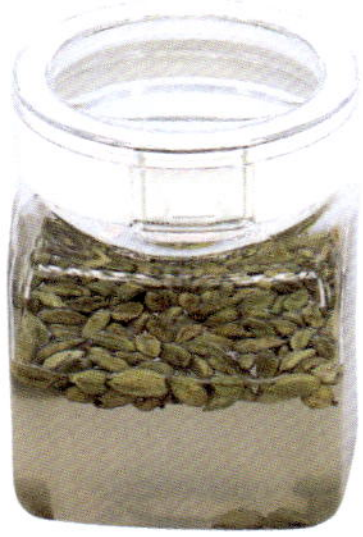

材料／カルダモン（乾燥・ホール）50g、ホワイトリカー900㎖

作り方／

❶ 全ての材料を容器へ投入する。

作る時間／2分　おおよその値段／1,600円　飲みごろ目安／2か月後（熟成させるほどよい）

ワンポイントアドバイス　コーヒーやコーヒー酒（188ページ）に少量加えるのもおすすめ！

クローブ酒

バニラのような甘い濃厚な香りで、噛むとシャープな辛味と苦味がします。別名「丁字（ちょうじ）」「丁香（ちょうこう）」。

古代中国で宮廷の役人たちは、クローブで口を清めてから皇帝の前に出るよう義務付けられていました。

「オイゲノール」という成分の含有量が多く、抗菌作用と鎮痛作用にすぐれています。局所麻酔薬としての効能があるので、クローブは歯科で用いられています。歯科がクローブの香りがするのはこのためです。

同時に歯痛を鎮める効果もあるため、虫歯の痛みを和らげるのにもよいでしょう。そのほか、口臭消しやうがい薬としても活用されています。

またオイゲノールには抗酸化作用もあり、生活習慣病の予防やアンチエイジングにも役立ちます。

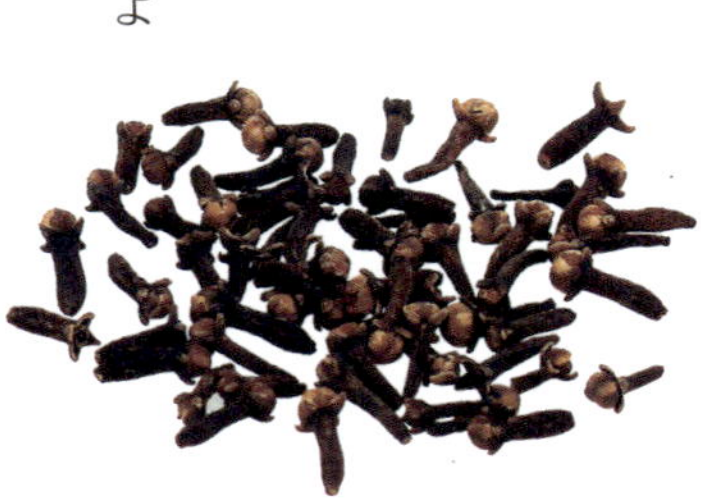

余分な塩分を排出し、筋肉の収縮や神経の働きに関わる「カリウム」や、骨や歯の主成分で筋肉の動きを調整する「カルシウム」といったミネラル類など、さまざまな栄養成分が含まれています。

薬膳としての効能は、体を温めて、胃腸の機能を高め、消化を促進し、冷えから生じる諸症状を改善。食欲不振や吐き気、おなかの張りの改善にも有効とされています。

カレースパイスや肉料理の臭み消しのほか、桃やオレンジ、りんごなどの果物と相性のよい組み合わせです。ジャムや紅茶に少量加えてもよいでしょう。

精油成分には鎮痛のほかに防腐作用があり、食用以外に芳香剤として用いられることもあります。

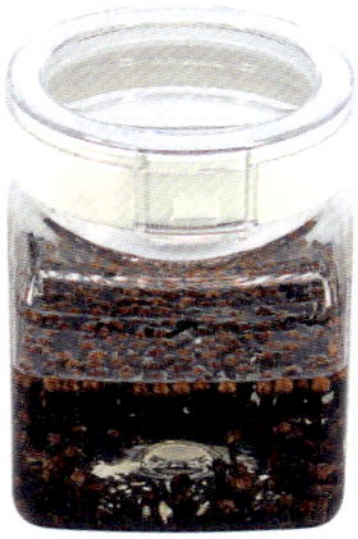

材料／クローブ（乾燥・ホール）60～70g、ホワイトリカー900mℓ

作り方／

❶ 全ての材料を容器へ投入する。

作る時間／2分　**おおよその値段**／1,500円

飲みごろ目安／2か月後（熟成させるほどよい）

ワンポイントアドバイス　クローブ、カルダモン、シナモン、しょうがとミルクティがあれば、チャイができます！

疲労回復・便秘解消・免疫力向上・アンチエイジング・冷え緩和・ストレス解消・疲れ目緩和・アレルギー緩和

ドライ山椒酒

山椒の果皮を乾燥させたドライ山椒は、うなぎにふりかけるスパイスとしてもおなじみです。

みかんに似たさわやかな芳香とピリッとした辛味としびれる風味が特徴。

中華料理に使われる中国の花椒は、日本の山椒と名前も見た目も似ていますが、同族別種です。

ピリピリとしびれるような辛味成分「サンショオール」は、新陳代謝を活発にし、発汗させる作用があります。体を温めて冷えを解消し、胃の働きを活性化させます。

加えて、抗菌・解毒作用があることも知られています。

「シトロネラール」というレモンのような香り成分が含まれています。

山椒はミカン科の植物であるため、シトロネラール以外にも山椒にはさまざまな香り成分が含まれています。その香り成分の組織は、産地によって異なります。

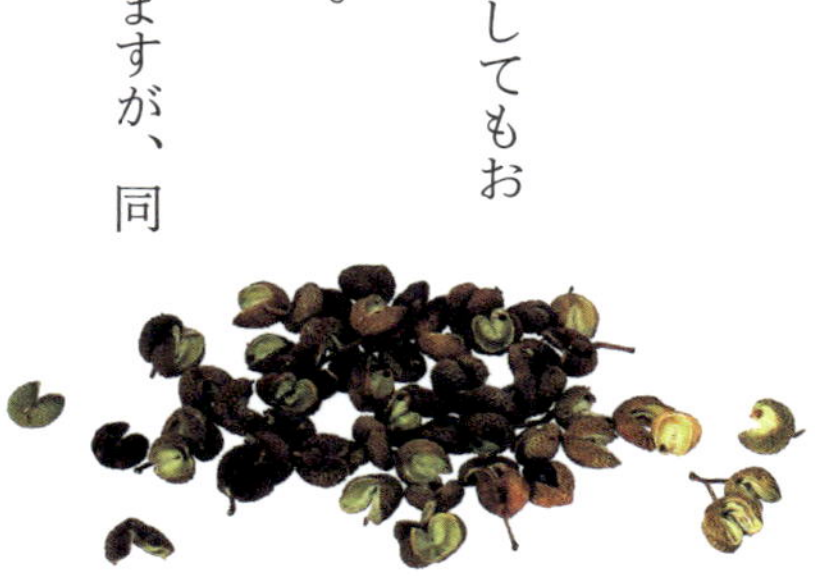

そのほか、むくみ防止に役立つ「カリウム」や、健康的な骨作りに役立つ「カルシウム」や「リン」などのミネラル類も含まれています。

薬膳としての効能は、胃腸を温めて、腹痛や下痢を改善。また、芳香成分により、胸のつかえや吐き気の改善にも有効とされています。

ドライ山椒酒は、さまざまな飲み方アレンジが楽しめます。食中酒には炭酸水割りや烏龍茶割り、冷えに悩む人はホットゆず茶割りやホット生姜酒割り、甘いものが好きな人はオレンジジュース割りやアイスクリームやフルーツコンポートにかけてもよいでしょう。

山椒は、体を温める働きが高いため、のぼせやほてりの強い人は、摂りすぎに注意してくださいね。

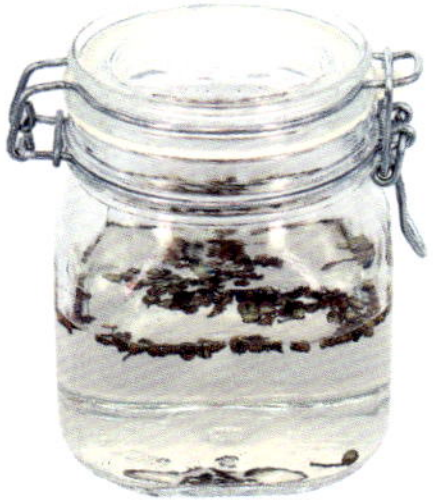

材料／ドライ山椒（ホール）6g、本格焼酎900mℓ

作り方／

❶ 全ての材料を容器へ投入する。

作る時間／2分　おおよその値段／1,200円　飲みごろ目安／3日後

ワンポイントアドバイス　しびれる風味で、甘いお酒が苦手な人にもおすすめ！

疲労回復・便秘解消・免疫力向上・アンチエイジング・冷え緩和・ストレス解消・疲れ目緩和・不眠解消・アレルギー緩和

シナモン酒

クスノキ科の常緑樹を乾燥させた樹皮。スリランカやインドなどで栽培されています。別名「桂皮（けいひ）」「肉桂（にっけい）」。

薬膳としての効能は、体を温める効果が強く、特に下半身を温めて、余分な熱を取り、腰痛や足腰のだるさや痛みを和らげます。

冷えからくる頻尿や下痢、生理痛、そして更年期に起こる冷えとのぼせの緩和にも有効とされています。

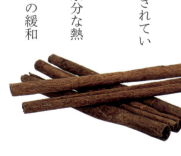

独特のスパイシーな香りは「桂皮アルデヒド」と呼ばれる成分で、消化を促します。シナモンの香りで嗅覚を刺激し、胃の働きを高めることで、胃液の分泌を促進。胃腸を活性化し、消化機能を高めることから、芳香性健胃薬としても利用されていました。

シナモンにしか含まれていない「オイゲノール」という成分は、防腐効果があり、ミイラの防腐剤にされていた時代もありました。

シナモンに含まれる「シナモンアルデヒド」は、皮膚アレルギーや口内炎を引き起こす可能性があるので、症状がみられた場合は医師に相談しましょう。

シナモンと「ニッキ」は混同されがちですが、別物です。シナモンの原料は、海外産の樹皮ですが、ニッキは日本産の木の根になります。

また、味はどちらも甘い香りがしますが、ニッキは強い辛味も感じられます。

尚、ニッキは、ニッキ飴や八つ橋に使われています。

シナモン酒は、コーヒー酒（188ページ）とのブレンドや、アップルパイなどの香り付けとして使うと、濃厚な風味を出すことができます。

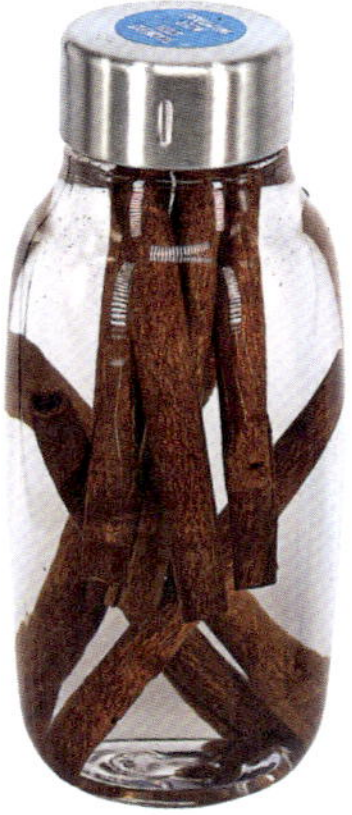

材料／シナモン（ホールorスティック）50g、ホワイトリカー900㎖

作り方／

❶ 全ての材料を容器へ投入する。

作る時間／2分　おおよその値段／1,500円

飲みごろ目安／2か月（熟成させるほどよい）

ワンポイントアドバイス　温めたミルクティやワインに入れると、体が温まり、冷え対策に！

疲労回復・便秘解消・免疫力向上・アンチエイジング・冷え緩和・ストレス解消・不眠解消

八角酒

スパイシーで独特の香りが特徴。好き嫌いが分かれますが、中華料理でおなじみのスパイスです。別名「スターアニス」。

主な産地は、中国とベトナムです。

中国では鶏肉や豚肉料理に、ベトナムではフォーという麺料理のスープに使われています。

薬膳としての効能は、血流をよくして体を温め、新陳代謝を活発にします。

そして、胃腸の働きを高めて消化を促進することで、体内に溜まったガスを排出する駆風作用もあります。

そのほか、冷えが原因の腹痛やおなかの張りの改善、腰痛や関節痛の緩和にも役立ちます。

香りの主成分「アネトール」をはじめ、「リモネン」や「リナロール」など、複数の香り成分の組み合わせで構成されています。

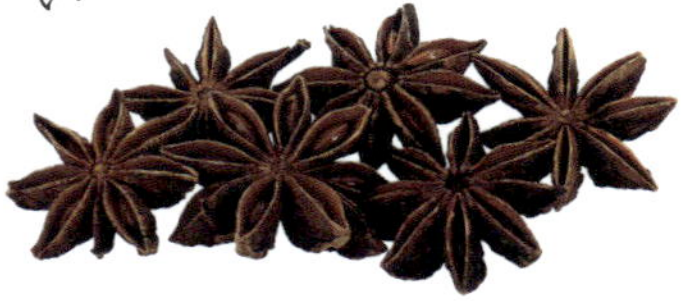

「アネトール」は、イライラを取り除き、気持ちを安定させる役割があります。気分の落ち込みや不眠の改善にもつながります。

また、女性ホルモンの働きを整える作用もあり、更年期症状の緩和も期待できます。

「リモネン」や「リナロール」には、また抗菌・抗ウイルス作用があるため、風邪やインフルエンザの予防、咳や喉の痛みの軽減に役立つとされています。

そのため風邪薬や咳止めの原料として用いられています。

炒めものや中華スープ、豚の角煮などに、八角酒をほんの少量入れるだけで本格中華の味になります。

ふだん調理に使い慣れていない人にとって、八角の独特な風味はきつく感じるかもしれません。はじめのうちは、かくし味程度に少量使うとよいでしょう。

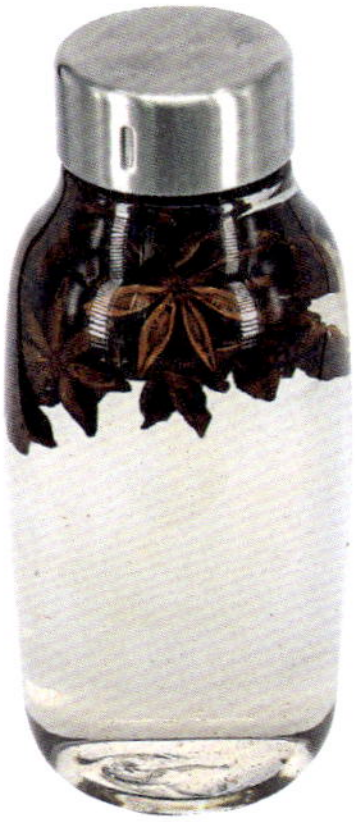

材料／八角（ホール）50g、ホワイトリカー900㎖

作り方／
❶ 全ての材料を容器へ投入する。

作る時間／2分　おおよその値段／1,300円
飲みごろ目安／3か月後（熟成させるほどよい）

ワンポイントアドバイス　ホットワインやチャイ、カレーに入れると冷え対策に。暑がりさんは控えめに！

疲労回復・便秘解消・免疫力向上・アンチエイジング・冷え緩和・ストレス解消・疲れ目緩和・不眠解消

フェンネル酒

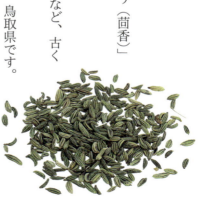

甘味のある香りで、さわやかな風味がします。別名「ういきょう（茴香）」「しょういきょう（小茴香）」。

古代ローマ人はお料理に使い、中国では薬草として利用されるなど、古くから様々な国で多様に使われてきました。

日本に入ってきたのは明治初期。主な産地は、北海道、長野県、鳥取県です。

薬膳としての効能は、気を巡らせてイライラの緩和、ガスが溜まった膨満感を改善。胃腸を元気にして、吐き気を回復させ、痰を除去します。

芳香のもとの精油成分は、八角と同じ「アネトール」のため、香りや効能も八角に似ています。体を内側から温め、冷えからくる胃痛や腹痛、おなかの張りなどを改善する作用は、八角よりも強力に働きます。

さらに、胃腸の働きを活発にして食欲を増進させたり、リラックスして精神安定につなげたりします。

抗酸化作用のある「ビタミンC」が豊富です。

糖質の代謝をサポートする「ビタミンB_1」や皮膚や髪などの細胞の再生をサポートする「ビタミンB_2」などのビタミン類も含まれ、老化防止に効果的といわれています。

丈夫な骨や歯を作る「カルシウム」やカルシウムと拮抗して血圧を調整する「マグネシウム」などのミネラル類も大切な役割を果たします。

フェンネルはパウダー状のものもありますが、フェンネル酒作りには、原型のままの種子状のものが向いています。

フェンネル酒は、魚料理やピクルス、煮込み料理などの料理酒にも使いやすいです。

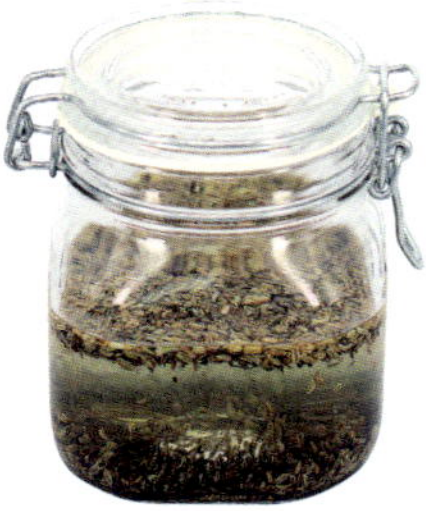

材料／フェンネル（乾燥・ホール）40g、はちみつ大さじ2、ウォッカ700mℓ

作り方／

❶ 全ての材料を容器へ投入する。

作る時間／3分　**おおよその値段**／1,400円

飲みごろ目安／1か月後（熟成させるほどよい）

ワンポイントアドバイス　アニス酒（82ページ）など
他のハーブ酒とのブレンドもおすすめ！

疲労回復・便秘解消・免疫力向上・アンチエイジング・冷え緩和・ストレス解消・不眠解消

紅花酒

真っ赤な色素の紅花（べにばな）。日本の文化に欠かせない植物で、神事や女性の口紅などに使われてきました。別名「紅花（こうか）」。

市販の紅花は、花の咲く6～7月の早朝に摘み、洗った後、乾燥させるか、または発酵させて作られています。

薬膳としての効能は、体を温めて血流をよくし、冷え性、体のコリを和らげ、神経痛や関節痛を緩和。

女性特有の不調を解消し、更年期障害や生理前の不安定な気持ちを落ち着かせます。

紅花には、黄色の色素である「サフロールイエロー」や紅色の色素である「カルタミン」という色素成分が含まれていて、いずれも染め物などに利用されています。

このほか、不飽和脂肪酸である「リノール酸」が豊富で、悪玉コレステロールや中性脂肪を下げる働きがあり、高血圧や生活習慣病の予防、ダイエットにも効果的といわれています。

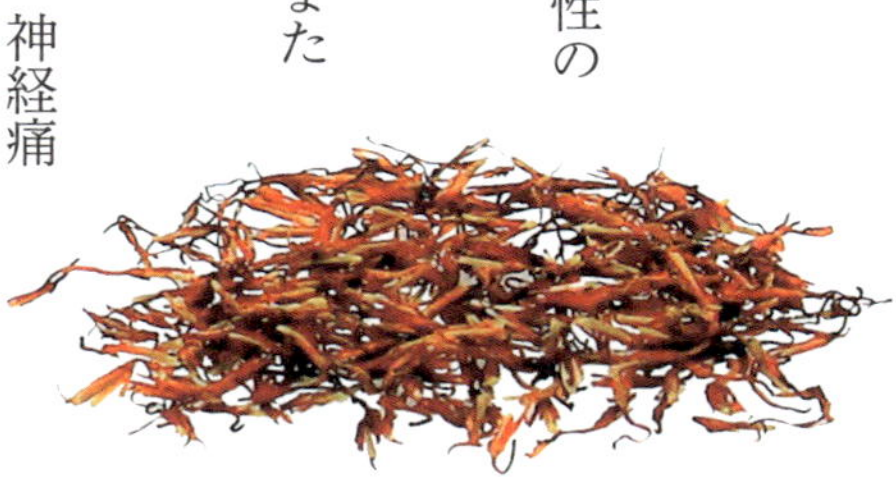

ホルモンバランスを整える「ビタミンE」は、細胞膜の酸化を防ぎ、血行を促進させます。

見た目や効能が似ていることから混同されがちな、サフランと紅花。

大きな違いは、サフランが1輪の花から3本しか取れない〝めしべ〟であることに対して、紅花は〝花弁〟を使っていることです。

紅花の効能も高いですが、価格も高額な分、サフランの効能のほうが優れています。

紅花は子宮に影響するので、妊娠中や生理周期に乱れがある人の摂取は控えてください。

また、生理中に摂取することで、出血が増えて止まりにくくなる場合もあります。

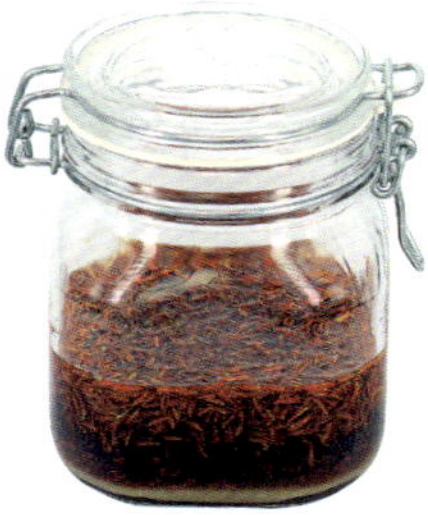

材料／紅花20g、きび砂糖80g、ブランデー900mℓ

作り方／

❶ 全ての材料を容器へ投入する。

❷ 1か月後、紅花を引き上げて濾し、そのまま飲みごろまで熟成させる。

作る時間／3分　おおよその値段／1,400円

飲みごろ目安／2か月後（熟成させるほどよい）

ワンポイントアドバイス　料理では黄色い着色料なので、着色だけならクチナシやうこんでも代用可能！

疲労回復・便秘解消・免疫力向上・アンチエイジング・ストレス解消・疲れ目緩和・不眠解消・アレルギー緩和

グレープフルーツ酒

さわやかな酸味とほろ苦さが持ち味。文旦とオレンジが自然交配して生まれたといわれています。

グレープフルーツという名前は、ぶどうのようにたくさん実をつけることから名付けられました。

「リモネン」などの香り成分が、心によい影響を与えてくれます。甘酸っぱいさわやかな香りは、リフレッシュ効果をはじめ、イライラを和らげたり、集中力を向上させたりする効果も期待できます。前向きで明るい気持ちになれるともいわれています。香りには、抗菌や消臭、血行促進の効果があることも知られています。

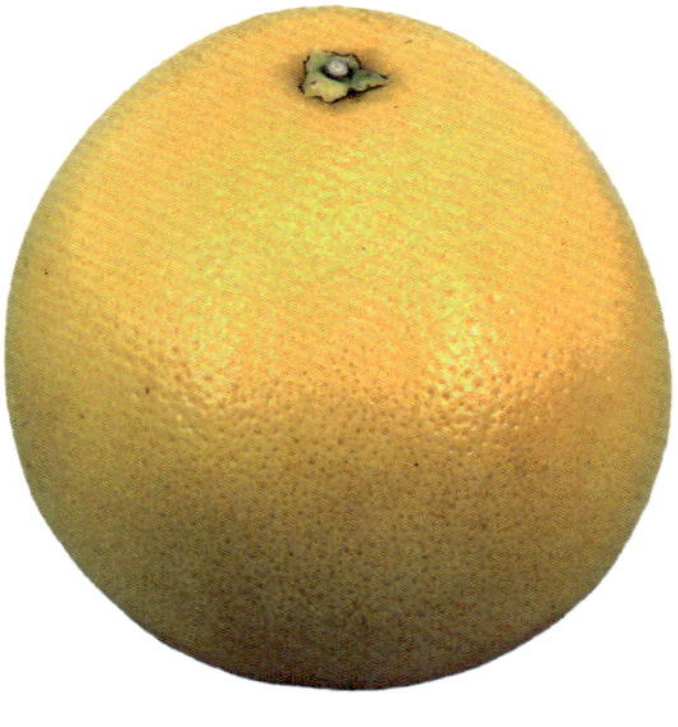

抗酸化作用の強い「ビタミンＣ」が豊富に含まれていて、ストレスを和らげる効果があるほか、免疫力を高めて風邪を予防する効果や、皮膚や粘膜、髪を維持する効果が期待できます。

日本人の１日の食事摂取基準によると、ビタミンＣは１日あたり１００㎎の摂取が推奨されています。グレープフルーツは1／2個で50㎎のビタミンCを摂取することができるので、野菜不足が気になる人に、ぜひ食べてもらいたい果物のひとつです。

そのほかに「ビタミンB1」「カリウム」「クエン酸」も豊富で、果肉の赤いグレープフルーツには「リコピン」や「β-カロテン」も含まれています。

果皮にハリやツヤがあり、きれいな丸い形のもの、ヘタにカビなどがないものを選びましょう。

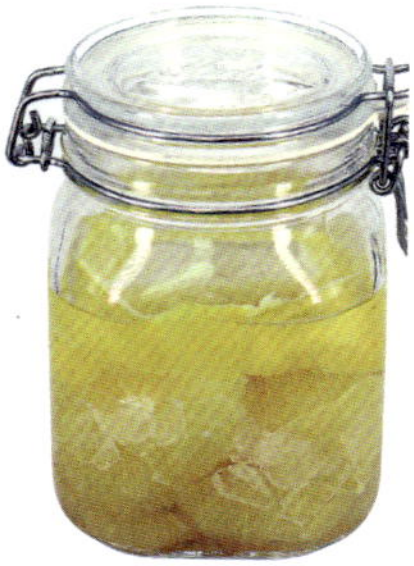

材料／グレープフルーツ 皮付きで800g（2～3個 ※皮はグレープフルーツの1/4の量を使用する）、氷砂糖120g、本格焼酎900㎖

作り方／

1. 皮に付着した農薬などを取り除くため、塩（分量外）を適量手に取り、グレープフルーツ全体をやさしくもむようにこすったら、流水で洗い流し、水気をふき取る。
2. 皮をむき、皮の白いわたはできるだけそぎ落とす（むいた皮の1/4の分量を使用）。
3. 実についている白いわたもできるだけそぎ落とし、4等分の輪切りにする。
4. グレープフルーツの実と皮、氷砂糖、本格焼酎を容器へ投入する。
5. 3日後、皮を取り出す。さらに4日後、ビニール手袋を装着し、果肉を絞って濾す。

作る時間／20分　おおよその値段／1,400円　飲みごろ目安／1週間後

ワンポイントアドバイス　グラスのふちに塩をつけ、カットレモンを添えるとソルティドッグ風に！

疲労回復・便秘解消・免疫力向上・アンチエイジング・ストレス解消・疲れ目緩和・不眠解消

セロリ酒

原産国は南ヨーロッパ。セロリの独特な香りは苦手な人もいますが、その香りは、古代ローマ時代より整腸剤や強壮剤、臭い消しなどに用いられてきました。

日本に伝わったのは江戸時代ですが、一般に普及したのは戦後のことです。

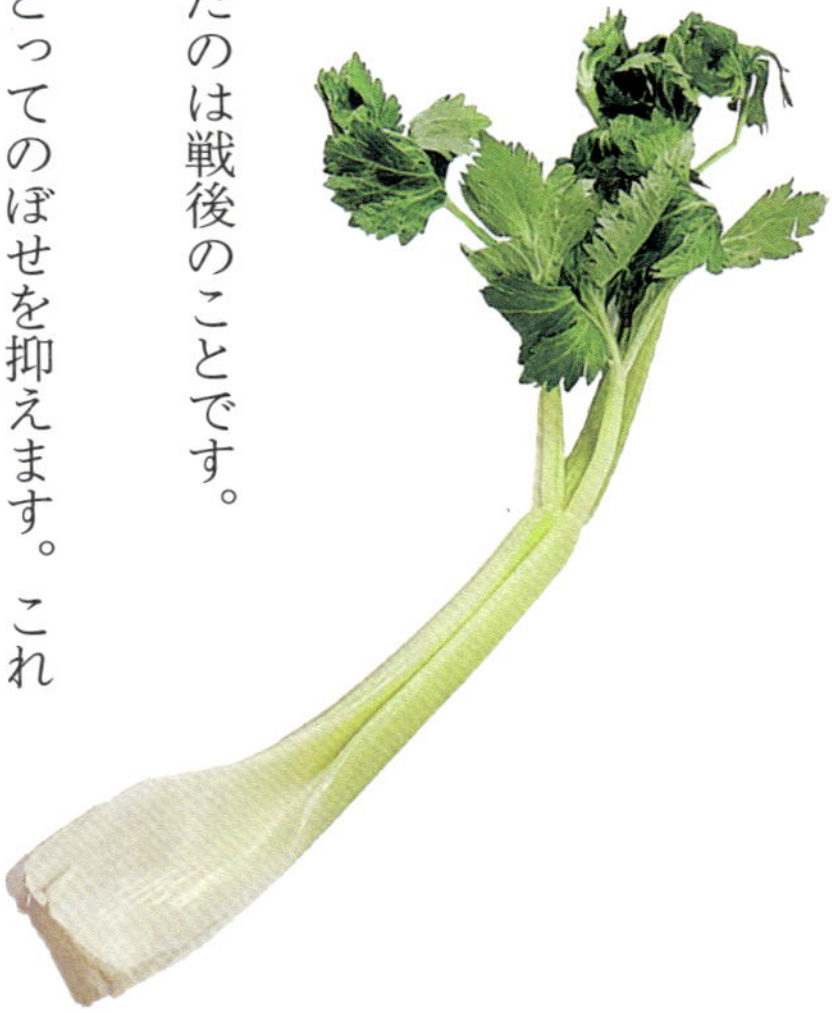

薬膳としての効能は、気の巡りを改善し、体の熱をとってのぼせを抑えます。これにより、ストレスによるめまいや頭痛の緩和、高血圧の改善、むくみや便秘の解消などにも役立つとされています。

セロリの独特の香り主成分「アピイン」には、精神を安定させ、不眠やイライラ、食欲増進を助けます。心が落ち着かないときなどに食べるとよいでしょう。

「カリウム」も豊富で、神経や筋肉の機能を正常に保ち、細胞内外のミネラルバランスを維持するといわれています。

「ビタミンB_6」は、豚肉や血液などが作られるときに働き、皮膚や粘膜の健康維持に関わります。

セロリの葉も、リラックスさせてストレスを解消する成分が豊富です。

とくに葉の部分に「β-カロテン」が多く、活性酸素を除去して老化を防ぎ、目の健康を保つ役割が期待できます。ですから茎だけでなく、葉も捨てずに食べましょう。

生食が苦手な人は、水分の多い果物と一緒にジュースにしたり、細かく刻んだり、炒めものやスープなど加熱調理したりすると食べやすくなります。

また、セロリは肉や魚の臭み消しの役割もあるので、セロリ酒を料理酒として活用するのもおすすめです。

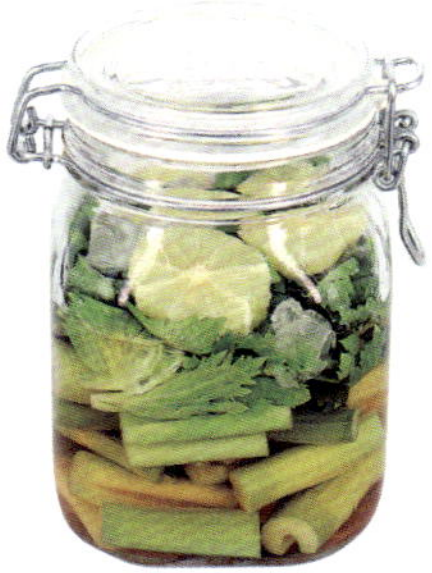

材料／セロリ 葉60g、茎300g、レモン1個、氷砂糖40g、ウイスキー700㎖

作り方／

❶ セロリを洗い、水気をふき取る。
❷ セロリは葉・茎ともに、5cm長さに切る。
❸ レモンは皮をむき、白いわたをできるだけそぎ落として1cm幅の輪切りにする。
❹ ②、③、氷砂糖、ウイスキーを容器へ投入する。
❺ 2週間後にレモンを引き上げ、さらに1か月半後、セロリを引き上げて、濾す。

作る時間／20分　**おおよその値段／**1,300円　**飲みごろ目安／**2か月後

ワンポイントアドバイス グレープフルーツジュースやカモミールなど、柑橘類やハーブ類と相性がよいです！

疲労回復・便秘解消・免疫力向上・アンチエイジング・冷え緩和・ストレス解消・疲れ目緩和・不眠解消・アレルギー緩和

パセリ酒

洋食の飾りとして利用されることが多いパセリですが、実はとても栄養価の高い野菜です。

ビタミンやミネラルの含有量が豊富で、とくに「β-カロテン」「ビタミンC」「ビタミンE」「カルシウム」「カリウム」「鉄」は、野菜の中でもトップクラスになります。

薬膳としての効能は、気の巡りをよくしてストレスを解消に導くとされています。

パセリの辛味で体を温め、血を補いつつ血行をよくして、貧血を予防し、胃の調子を整えます。

独特の香り成分「アピオール」が含まれていることが特徴的です。

心を落ち着かせる作用のほかに安眠作用もあるため、寝付きが悪く、リラックスして眠りにつきたい人にもよい成分といえます。

また消化を助けて、食欲増進や疲労回復効果に一役買います。

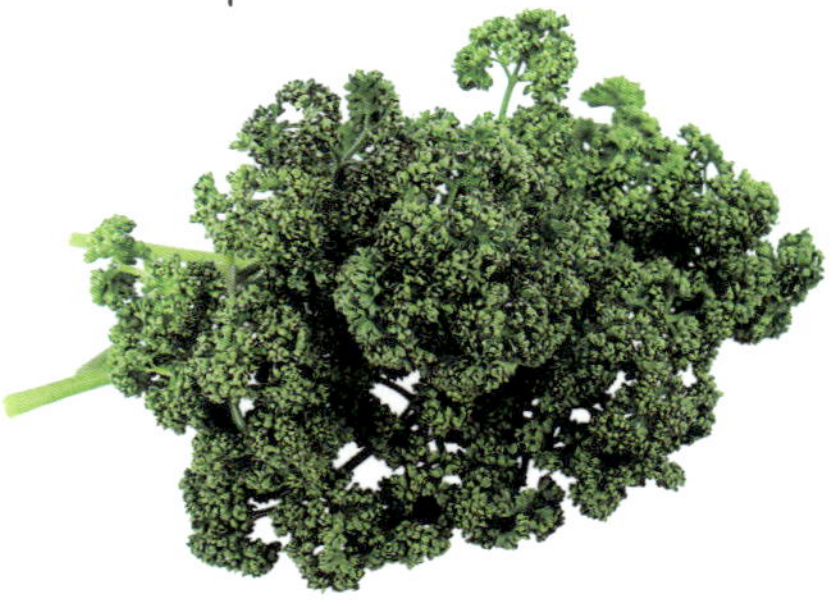

「β-カロテン」は、抗酸化作用があり、有害な活性酸素から体を守る働きがあります。体内でビタミンAに変換され、粘膜や髪、視力の健康維持にも欠かせない成分です。

「ビタミンC」は、ストレスに対抗するための「副腎皮質ホルモン」の合成を助けます。

ビタミンCが不足すると、ストレスやイライラが解消しにくくなるほか、疲労や免疫低下、皮膚や血管の老化など、心身にさまざまな悪影響が及びます。

「カルシウム」は、神経の興奮を抑える働きがあります。

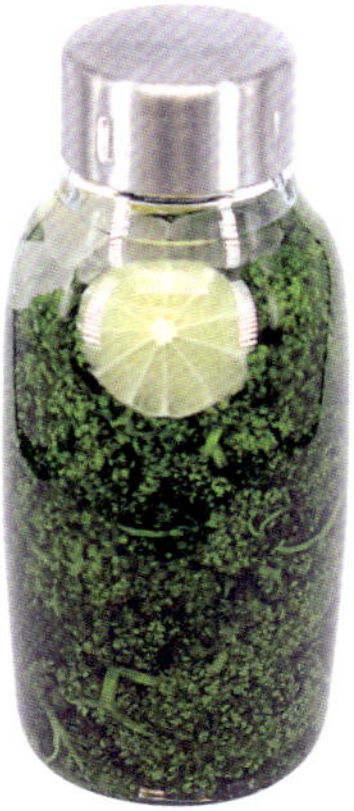

材料／パセリ90g、レモン1個、氷砂糖30g、ホワイトリカー900㎖

作り方／
❶ 水を張ったボウルにパセリを入れて、洗う。
❷ パセリをザルにあげて水切りし、キッチンペーパーで水気をおさえるようにふき取る。
❸ ざるや平皿などに並べてしっかり乾燥させる。
❹ パセリは切り口を1cmほど切り落とし、容器に入る長さに切る。
❺ レモンは皮をむき、白いわたをできるだけそぎ落として1cm幅の輪切りにする。
❻ ④、⑤、氷砂糖、ホワイトリカーを容器へ投入する。
❼ 2週間後にレモンを引き上げ、さらに1か月半後、パセリを引き上げて、濾す。

作る時間／25分　おおよその値段／1,200円　飲みごろ目安／2か月後

ワンポイントアドバイス　パセリは、葉色が濃く鮮やかなもの、葉が細かくちぢれて、ハリがあるものを選びましょう！

疲労回復・便秘解消・免疫力向上・アンチエイジング・冷え緩和・ストレス解消・疲れ目緩和・不眠解消・アレルギー緩和

ディル酒

羽のように細かい葉が特徴です。甘味のあるさわやかな香りで、清涼感が後をひきます。

古代エジプトで薬草として栽培され、新約聖書にも登場。古くから愛されてきたハーブです。

特有の香りの「リモネン」や「カルボン」という成分は、気持ちを落ち着かせ、リラックスさせる鎮静作用があります。

イライラや興奮を抑えたいときにも有効です。さらに催眠作用もあるので、心地よい眠りを誘い、不眠症の改善にも役立つといわれています。

ディルの香りによって、食材の臭み消し効果や、咳を抑えて、胃を健康にする効果もあります。

また、胃の働きを助けるので、胃もたれや腰痛をやわらげ、消化促進効果も期待できるでしょう。

そして、整腸作用によって、腸内にたまったガスの排出や、下痢や便秘を改善します。

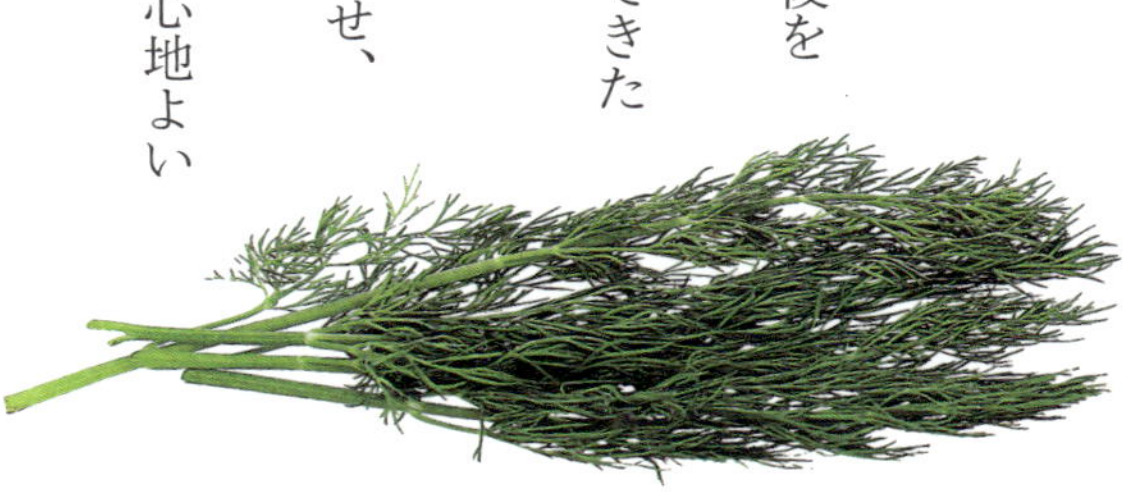

ビタミンやミネラル類も豊富に含まれていて、中でも「カリウム」には体の中の余分な水分や塩分を排出する利尿作用があります。

このように、胃を整えて、体が解毒されて、デトックス、リフレッシュ、心の安定へとつながります。

気の巡りをよくするので、リラックス効果が高く、心を落ち着かせたい人や寝付きをよくしたい人におすすめしたい食材のひとつです。

〝魚のハーブ〟と呼ばれ、スモークサーモンやニシンとの相性は抜群です。

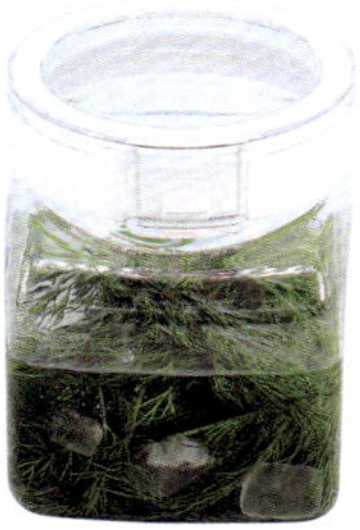

材料／ディル（生）40g、氷砂糖20g、ホワイトリカー900㎖

作り方／

❶ 水を張ったボウルにディルを入れて、洗う。
❷ ディルをざるにあげて水切りし、キッチンペーパーで水気をおさえるようにふき取る。
❸ ②をざるや平皿などに並べてしっかり乾燥させる。
❹ ③、氷砂糖、ホワイトリカーを容器へ投入する。
❺ 2週間後、ディルを引き上げて濾し、そのまま飲みごろまで熟成させる。

作る時間／20分　おおよその値段／1,300円　飲みごろ目安／1か月後

ワンポイントアドバイス　葉がよく茂り、全草にハリがあるディルを選びましょう！

疲労回復・便秘解消・免疫力向上・アンチエイジング・冷え緩和・ストレス解消・疲れ目緩和・不眠解消・アレルギー緩和

バジル酒

イタリア料理でおなじみのバジルは、さわやかで甘い香りがします。

イタリアではバジリコと呼ばれていて、ジェノヴァ付近で作られるジェノベーゼソースが有名です。

原産国のインドでは聖なる植物とされ、神事には欠かさず用いられます。

また、古代ギリシャでは王宮にふさわしい香りといわれていました。

薬膳としての効能は、体を温め、胃の調子を整えて、さわやかな香りで消化を促進します。

そして、胃酸過多や胃炎を改善し、憂鬱感や不安感をやわらげ、安眠へ導きます。

さらに、風邪や気管支炎の予防にも役立ちます。

バジルの葉には、「ビタミンE」や「β-カロテン」が含まれています。

いずれも強い抗酸化作用が働くので、体をストレスから守り、老化を抑える効果が期待できます。

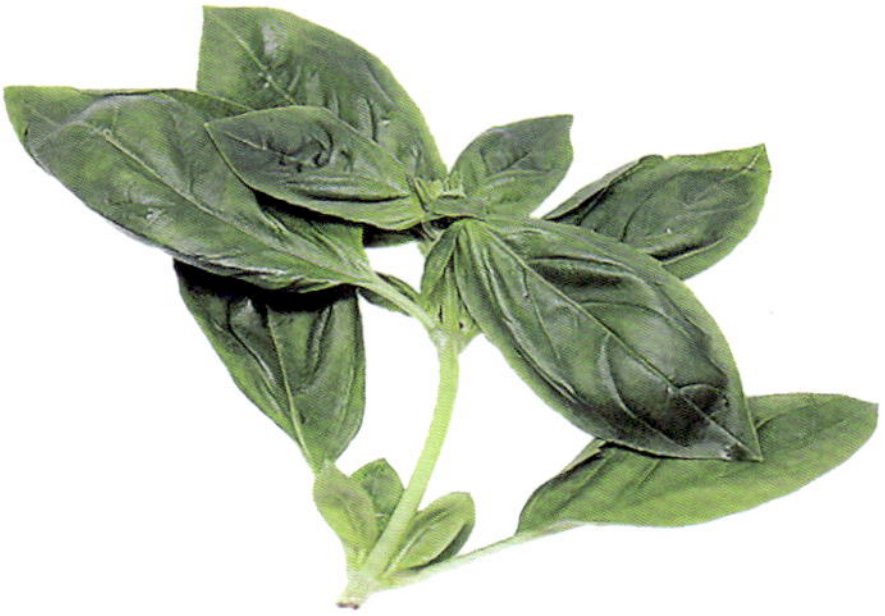

「ビタミンE」は、毛細血管を広げて血流をよくし、自律神経やホルモンバランスを整える役割があり、「β-カロテン」は、体内で必要に応じてビタミンAに変換されて、目の機能、皮膚や粘膜などの健康を保つ役割もあります。

バジルには抗酸化作用のある「ビタミンC」も含まれていますが、ビタミンCの豊富なパプリカやレモンなどと一緒に食べることで、さらにストレスに負けない体作りになります。

モッツァレラチーズとバジルの葉をトッピングしたピザマルゲリータが定番のように、トマトとの相性は抜群です。

トマト酒（102ページ）やトマトジュースと組み合わせてもよいでしょう。

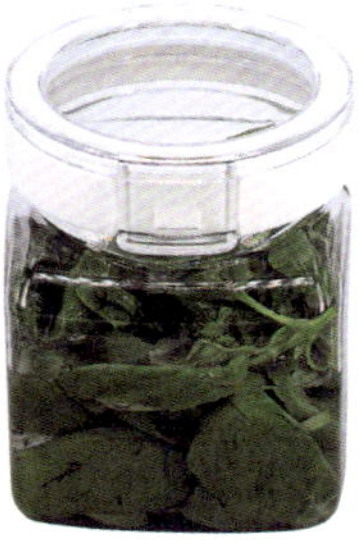

材料／バジル（生）60g、ホワイトリカー900㎖

作り方／
1. 水を張ったボウルにバジルを入れて、洗う。
2. バジルをざるにあげて水切りし、キッチンペーパーで水気をおさえるようにふき取る。
3. ざるや平皿などに並べてしっかり乾燥させる。
4. ③、ホワイトリカーを容器へ投入する。
5. 2週間後、バジルを引き上げて濾し、そのまま飲みごろまで熟成させる。

作る時間／20分　おおよその値段／1,200円　飲みごろ目安／1か月後

ワンポイントアドバイス　甘い風味の品種「スイートバジル」が流通量も多く、おすすめ！

疲労回復・便秘解消・免疫力向上・アンチエイジング・冷え緩和・ストレス解消・疲れ目緩和・不眠解消・アレルギー緩和

ペパーミント酒

スペアミントとウォーターミントの交配種。原産国は地中海沿岸です。現在では世界中で自生・栽培されて、お料理やリキュールの香り付けに用いられています。

スーッとした香りは「メントール」という成分によるもの。すっきりとした清涼感で気分転換できます。

うつ気分やイライラを発散して、ストレスからくる頭痛や目の疲れの解消にも効果的です。

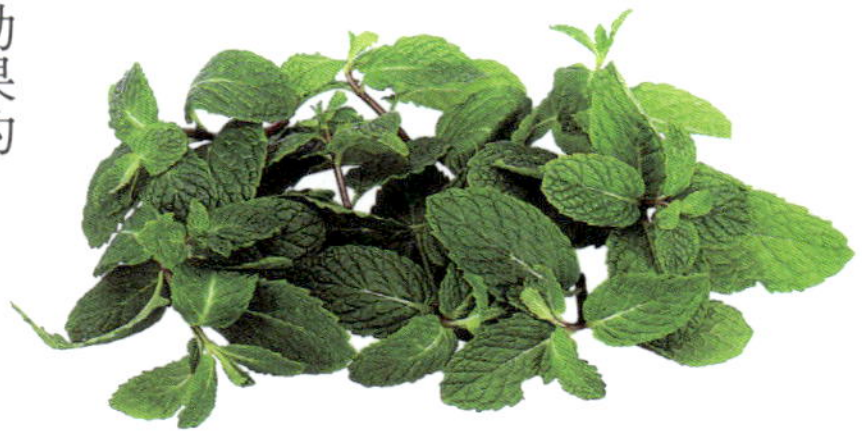

また、メントールには、消化促進作用があるため、食べすぎや飲みすぎで胃がもたれているときなどにも役立ちます。

さらに、余分な熱は冷ましてくれて、冷えは温めてくれるという、絶妙な温冷作用が働きます。お茶やお風呂で蒸気を吸い込むと、血行が促進されて体が温まり、その後、スーッとした爽快感で落ち着くことができます。

汗を発散させ、上半身の熱を冷ます特徴があります。血を巡らせてリフレッシュできるので、ストレスによる首や肩のコリがあるときや風邪のひきはじめにも効果的です。

メントールは、のど、鼻水、鼻づまりの改善にも効果的です。清涼感に加えて、抗アレルギー作用があることから、のど飴などにも使われています。

そして殺菌、口臭予防効果もあり、歯磨き粉にも用いられています。

「ミントポリフェノール」という成分は、花粉症などのアレルギー症状を抑える効果があるといわれています。

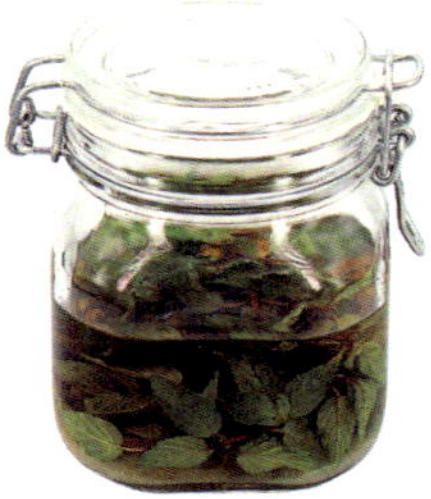

材料／ペパーミント（生）15g、グラニュー糖45g、ウイスキー700mℓ

作り方／

1. 水を張ったボウルにペパーミントを入れて、洗う。
2. ペパーミントをざるにあげて水切りし、キッチンペーパーで水気をふき取る。
3. ざるや平皿などに並べてしっかり乾燥させる。
4. ③、グラニュー糖、ウイスキーを投入する。
5. 2週間後、ペパーミントを引き上げて濾し、そのまま飲みごろまで熟成させる。

作る時間／30分　おおよその値段／1,100円　飲みごろ目安／2か月後

ワンポイントアドバイス　葉の色は鮮やかで全体にハリがあり、みずみずしいものを選びましょう！

疲労回復・便秘解消・免疫力向上・アンチエイジング・冷え緩和・ストレス解消・疲れ目緩和・不眠解消・アレルギー緩和

レモングラス酒

レモンに似たさわやかな香りがするレモングラス。インドでは数千年も前から薬草として親しまれてきました。日本では葉を使ったハーブティが親しまれていますが、アジア諸国ではタイカレーやトムヤムクンなどに根が使われています。

レモンに似た香りは「シトラール」という成分によるものです。心を落ち着かせて緊張や不安を和らげる作用と、心を刺激してやる気を取り戻す高揚作用があります。

つまり、リラックス効果とリフレッシュ効果のどちらも得られるので、心の休息にも気分転換にもなるでしょう。

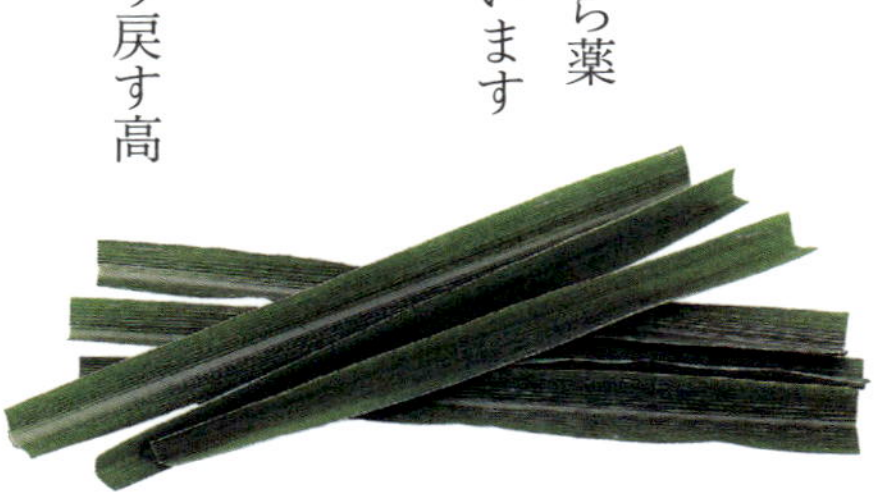

レモングラスは、抗菌や抗ウイルス作用などが高いことでも知られています。体の免疫力を高め、風邪やインフルエンザなどの予防に役立ちます。

また、レモングラス入りのアロマスプレーでお部屋を清掃することで、抗菌や消臭、虫よけの役割も果たします。

レモングラスは、西インド産（スリランカやマレーシアなど）と東インド産（カンボジアやインドなど）の2種類に大きく分けられますが、東インド産は、シトラールを多く含むので、よりレモンのような香りが強いです。

そのほかに、血行促進、消化促進、健胃、貧血予防などの働きがあります。

レモングラスには、生葉と乾燥の葉がありますが、生葉と比べると、乾燥したレモングラスにはさわやかさが足りません。生葉が入手できない場合は、レモンの皮を加えてみてもよいでしょう。

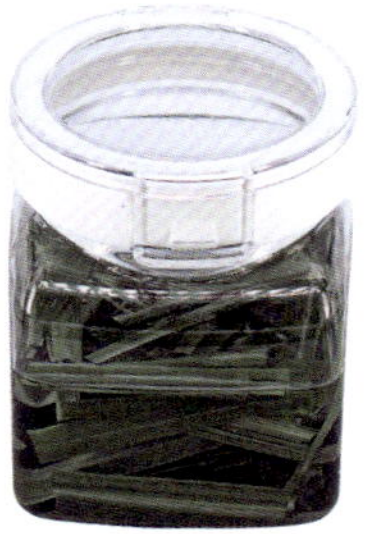

材料／レモングラス（生葉）20g、氷砂糖40g、ジン700㎖

作り方／
❶ 水を張ったボウルにレモングラスの葉と茎を入れて、指先で軽くこするように洗う。
❷ レモングラスをザルにあげて水切りし、キッチンペーパーで水気をおさえるようにふき取る。
❸ ②、氷砂糖、ジンを容器へ投入。
❹ 1か月後、レモングラスを引き上げて濾す。そのまま飲みごろまで熟成させる。

作る時間／10分　おおよその値段／1,200円　飲みごろ目安／3か月後

ワンポイントアドバイス　にんにくやコリアンダー、魚介、豚・鶏肉と相性がよいです！

疲労回復・便秘解消・免疫力向上・アンチエイジング・冷え緩和・ストレス解消・疲れ目緩和・不眠解消

キンモクセイ酒

秋のはじまりを告げるキンモクセイは、オリエンタルな甘い香りが特徴で、オレンジ色の可憐な花を咲かせます。別名「桂花（けいか）」。

原産国は中国。江戸時代に日本に持ち込まれ、北海道と沖縄以外の全国に広まったといわれています。

現在、北は東北南部から、南は九州まで栽培されています。

キンモクセイの薬効部位は花です。

薬膳としての効能は、体を温めて気を巡らせ、滞ったものを散らします。とくにおなかを温める性質があるので、冷えが原因の腹痛の改善などによいでしょう。

香り成分「β-イオノン」「リナロール」などが含まれ、鎮静作用が働き、心を落ち着かせてイライラを緩和できます。このため不安の軽減や血圧降下にもつながるとされています。

またどこか懐かしい香りがリラックスさせてくれるので、睡眠にもよい効果がみられます。

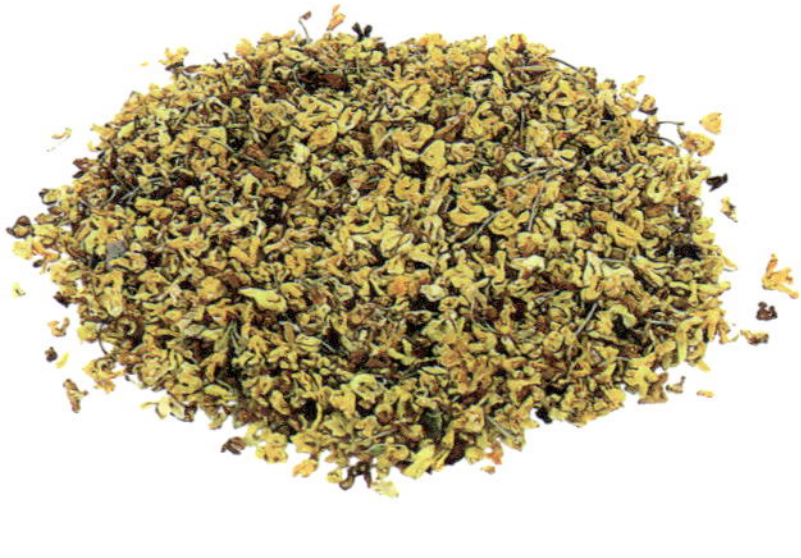

抗菌や抗炎症作用もあるので、スキンケアやバスグッズ商品にも成分が配合されています。皮膚トラブルの改善が期待できるでしょう。

桂花陳酒（けいかちんしゅ）は、キンモクセイを白ワインベースで漬け込んだ香り高い中国酒です。

ワインのアルコール度数は高いものでも15度程度しかなく、アルコール度数が20度未満のアルコールで漬け込むと酒税法違反になります。

自宅で漬け込む場合は、白ワインとホワイトリカーを半量ずつ使うなどして、アルコール度数が20度以上になるようにしましょう。

キンモクセイ酒は、生花で作ることもできます。作り方は、キンモクセイの生花は細かいので、ざるに入れて水洗いし、キッチンペーパーで上から押さえ、水気をしっかり取ることです。また、乾燥タイプほど香りが強くないので、生花は10倍くらいたっぷりの量を入れてもよいでしょう。

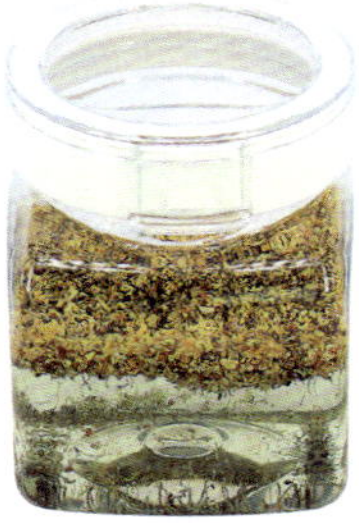

材料／キンモクセイ（乾燥）30g、本格焼酎900㎖

作り方／
❶ 全ての材料を容器へ投入する。
❷ 1週間後、キンモクセイを引き上げて濾し、そのまま飲みごろまで熟成させる。

作る時間／2分　おおよその値段／1,500円　飲みごろ目安／1か月後

ワンポイントアドバイス　ロックやお湯割り、コーヒーや紅茶とのブレンドもおすすめ！

疲労回復・便秘解消・免疫力向上・アンチエイジング・ストレス解消・アレルギー緩和

コーヒー酒

コーヒーの生産国は世界で約80か国あり、風味もさまざまです。

コーヒー酒作りには、キリマンジャロ、ハワイコナ、コロンビアなどの〝酸味の強いコーヒー豆〟が向いています。

コーヒーはもともと果物です。赤くなったコーヒーの実から果肉や皮などを取り除いた種子のみが、コーヒー豆となります。

コーヒー豆には、アルカロイドの一種「カフェイン」が含まれています。

カフェインは「アデノシン」という眠気の原因になる物質の働きをブロックすることで、眠気を追い払い、頭の働きを活発にし、集中力を高めたり高揚感をもたらしたりします。

また体内の余分な水分を排出するので、むくみが気になるときにもよいでしょう。

そのほかにカフェインは、消化促進や抗アレルギー、偏頭痛緩和、脂肪燃焼にも効果的といわれています。

ポリフェノールの一種「クロロゲン酸」には抗酸化作用があり、人体に有害な活性酸素の働きを

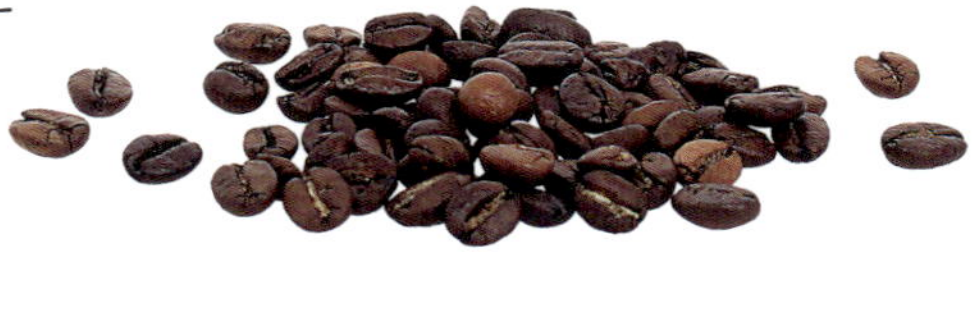

抑えます。老化防止やがん予防のほか、肝臓での脂肪の燃焼を促す役割も担います。

コーヒー酒は、コーヒー好きの人におすすめの養生酒です。

焙煎タイプのコーヒー豆も乾煎りすることで、さらに香ばしく仕上がります。

濃厚なので水割りや牛乳割り、豆乳割りがおすすめです。

カルダモン酒（158ページ）やシナモン酒（164ページ）、ペパーミント酒（182ページ）との相性もよいです。お好みで砂糖を入れるなど、その日の気分でいろいろな組み合わせを楽しんでくださいね。

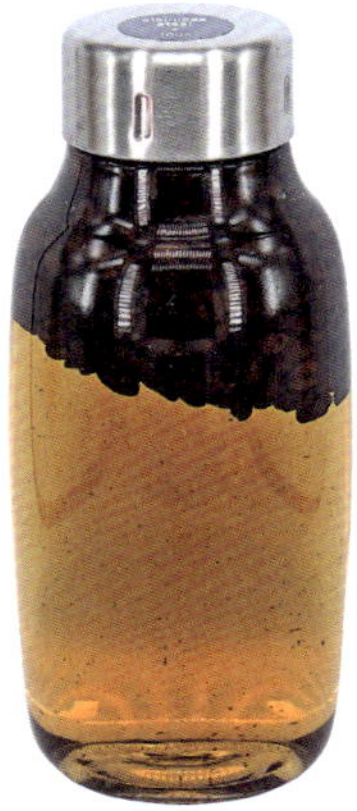

材料／コーヒー豆（豆状）100g、ホワイトリカー900mℓ

作り方／

❶ コーヒー豆をフライパンに入れ、中火～強火で乾煎りする。フライパンを軽くゆすりながら、焦がさないように気をつける。

❷ 香りが立ったら火を止め、バットなどに移して熱を冷ます。粗熱がとれるまで待つ。

❸ ②、ホワイトリカーを容器へ投入する。

※香りが逃げないように、熟成するまでは蓋を開けないでください。

作る時間／10分　おおよその値段／1,100円

飲みごろ目安／3か月後（熟成させるほどよい）

ワンポイントアドバイス　カフェインは摂りすぎると、不眠や胃痛の原因になるので注意しましょう！

あんず酒

あんずの種類は、「東洋系」と「西洋系」の大きく2つに分けられます。日本で昔から栽培されているものの多くは東洋系。酸味が強いので、生ではあまり食べません。

一方、西洋系は、酸味が弱く糖度が高いので、生食向きです。別名「アプリコット」。

あんずは、果物の中でも「β-カロテン」の含有量が群を抜いています。β-カロテンは緑黄色野菜に豊富であることは周知の通りですが、意外なことにほうれん草や小松菜よりも多く含まれています。

β-カロテンは強い抗酸化作用があり、体内に入ると一部が「ビタミンA」に変換されます。ビタミンAは目の網膜にあり、光を感じる物質であるロドプシンの生成に不可欠な成分です。目を健康に保つほか、のどや鼻、消化器などの粘膜を正常に保ち、細胞の感染や乾燥を防ぐ働きがあります。

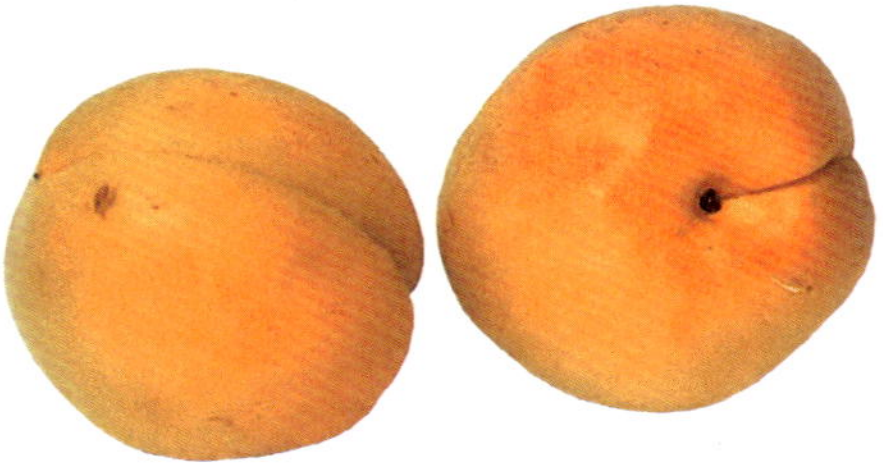

あんずの甘酸っぱい香りのもとは、「リンゴ酸」や「クエン酸」などの有機酸で、豊富に含まれています。これらは、胃腸の働きをよくし、殺菌作用などの効果に期待できます。

アミノ酸の一種「ギャバ」は、一時期、チョコレートで有名になりましたが、あんずの果肉にも含まれています。

ギャバは、興奮した神経を落ち着かせ、リラックスさせてくれます。

また寝付きをよくして、睡眠の質を向上させる効果もあるといわれています。

あんずは旬（6～7月）が短い上に、流通量もあまり多くないので、気になる人は買いそびれないようにしてくださいね。

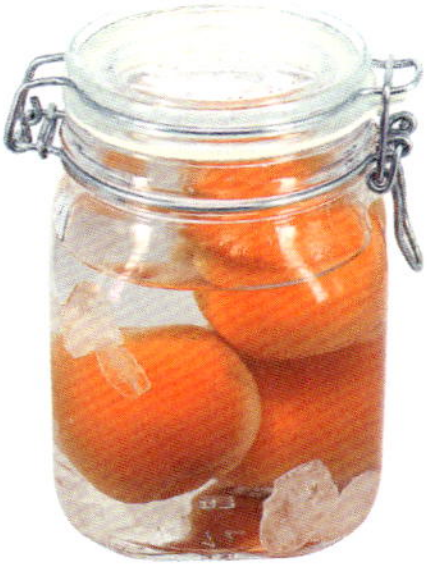

材料／あんず400g、氷砂糖100g、泡盛600㎖
（※写真のあんずは、大粒のものを使っています）

作り方／
❶ 水を張ったボウルにあんずを入れて、洗う。
❷ あんずをざるにあげて水切りし、水気をふき取って、竹串などでへたをとる。
❸ ②、氷砂糖、泡盛を投入する。

作る時間／20分　おおよその値段／1,400円　飲みごろ目安／2か月後

ワンポイントアドバイス　実が小さいあんずは可食部も少ないので、多めの量の漬け込みを！

疲労回復・便秘解消・免疫力向上・アンチエイジング・冷え緩和・ストレス解消・疲れ目緩和・不眠解消

すもも酒

すももは、桃よりも酸味が強いことから名付けられました。別名「プラム」「日本すもも」。

夏の旬果物として人気が高く、安定的に季節の需要があります。

果皮は赤、黄、緑など品種によってさまざまです。

すももの皮や果肉の赤色や紫色は、ポリフェノールの一種「アントシアニン」という色素成分によるもので、豊富に含まれています。

目の機能を高め、眼精疲労の回復や視力回復の効果も期待できます。

水溶性食物繊維の一種「ペクチン」は、腸内の善玉菌を増やして腸内環境を整えてくれます。

また、脂質や塩分などを体外に出す役割もあるので、脂質などの摂りすぎが原因の肥満や糖尿病などの生活習慣病の予防にもなります。

ペクチンは、果肉よりも皮に多く含まれているので、すももは皮ごと食べることがおすすめです。

水溶性ビタミンの一種「葉酸」は、細胞が増える上で大切なＤＮＡの合成や、赤血球を作り出す

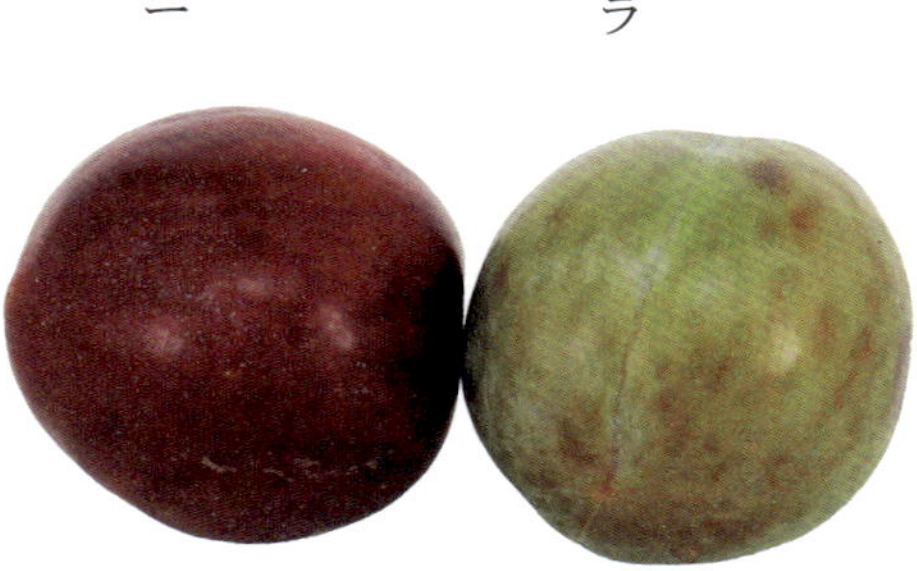

働きがあります。そのため貧血予防に効果的といわれています。

「カリウム」は利尿作用があるので、体内の余分なナトリウムが尿として排出され、むくみの改善に役立つことが知られています。

すもも酒作りには「ソルダム」という品種がおすすめです。

果皮が緑色のうちは果肉がかためで、酸味もやや多めです。熟して果皮が赤く染まると、酸味がやわらぎ甘味が強くなります。

未熟な緑色のものと熟しすぎていない赤色のものを両方漬け込むと、甘味と酸味のバランスのよいすもも酒になります。

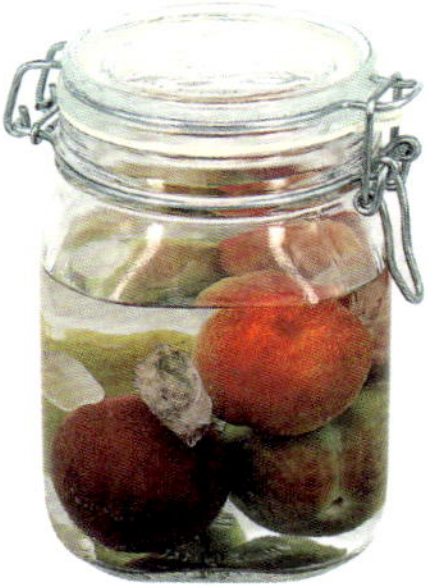

材料／すもも600g（6～8個位）、氷砂糖80g、ホワイトリカー900mℓ

作り方／

❶ 水を張ったボウルにすももを入れて、傷つけないように洗い、水気をふき取る。

❷ ①、氷砂糖、ホワイトリカーを投入する。

作る時間／15分　おおよその値段／1,400円　飲みごろ目安／3か月後

ワンポイントアドバイス　すももは栄養バランスのよい優良フルーツです！

びわ酒

初夏の風物詩びわ。

２００６年には千葉県で栽培された種なしびわが品種登録され、世界初の種なしびわが誕生しました。

薬膳としての効能は、体の熱を冷まし、呼吸器の粘膜に潤いを与え、咳や痰を鎮めます。のどの渇きをやわらげ、吐き気を止める効果も期待できます。

抗酸化作用のある「β-カロテン」が豊富に含まれていて、活性酸素の発生を抑え、取り除く働きをもっています。活性酸素とは、体内に摂取して使われなかった酸素が変化したものなどを指します。活性酸素が増えると、老化の原因となり、動脈硬化や免疫力の低下などを招くこともあります。

また、β-カロテンは体内でビタミンＡに変換されて、粘膜や皮膚、視力の健康を保つことにも役立ちます。

「β-クリプトキサンチン」も体内でビタミンＡに変換されます。眼精疲労や視力を回復させた

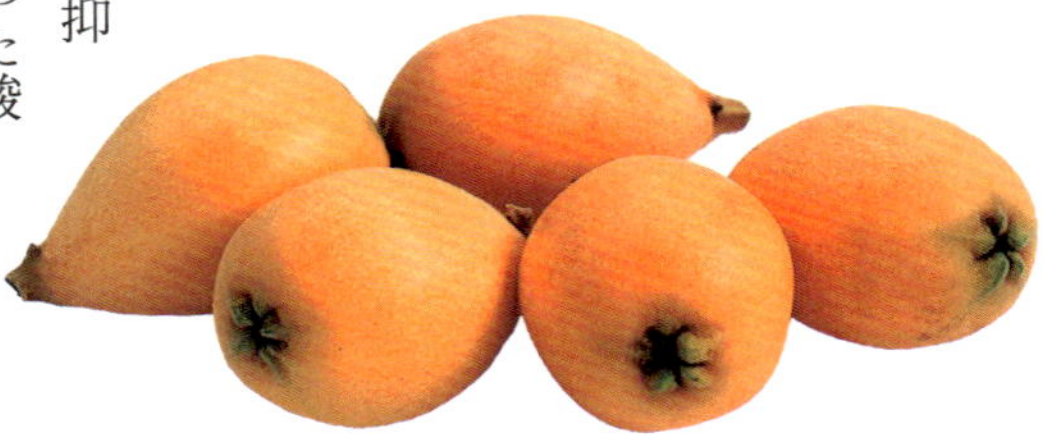

り、骨粗しょう症を予防したりする働きを担います。

びわの美しい色素成分は、これらβ-カロテンとβ-クリプトキサンチンによるもので、いずれもカロテノイドの一種です。

強い抗酸化作用のあるポリフェノールの一種「クロロゲン酸」も含まれています。ポリフェノール作用で美肌効果や病気に抵抗する力を高める効果が期待できます。

ミネラルのひとつ「カリウム」は、余分な塩分を体外に排出し、高血圧予防に一役買います。

びわの保存法は常温が基本です。低温にも高温にも弱く傷みやすいので、早めに食べましょう。

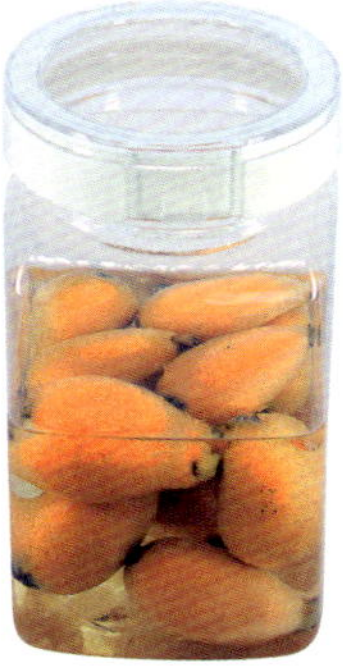

材料／びわ600g（12〜16個）、はちみつ60g、日本酒900㎖

作り方／
❶ びわはやさしく洗い、水気をふき取る。
❷ へたは手でひねるように取る。へたは捨てる。
❸ ②、はちみつ、日本酒を容器へ投入する。

作る時間／15分　おおよその値段／1,800円　飲みごろ目安／1か月後

ワンポイントアドバイス　杏仁のような味わいのびわ酒は、お湯割りや牛乳割りもおすすめ！

疲労回復・便秘解消・免疫力向上・アンチエイジング・冷え緩和・ストレス解消・疲れ目緩和

ブラックベリー酒

バラ科キイチゴ属。甘酸っぱいブラックベリーは、欧米では夏のフルーツとして人気です。

見た目はラズベリーと似ていますが、ラズベリーの果実は空洞なのに対し、ブラックベリーはずっしり重くて黒光りしています。

そして甘味はラズベリーより強いです。

ブラックベリー、ブルーベリー、ラズベリーともに、ポリフェノールの一種「アントシアニン」を豊富に含み、眼精疲労を緩和させます。

また、食物繊維も豊富で、腸内環境を整える作用があります。

数あるベリー系の中でも、ブラックベリーは栄養価が高く、中でも強い抗酸化作用を発揮します。

ポリフェノールの一種「エラグ酸」や「ビタミンC」も豊富に含まれています。

アントシアニン・エラグ酸・ビタミンCの3栄養素は、いずれも強い抗酸化作用をもち、活性酸素の害から体を守り、健康やアンチエイジングに役立ちます。

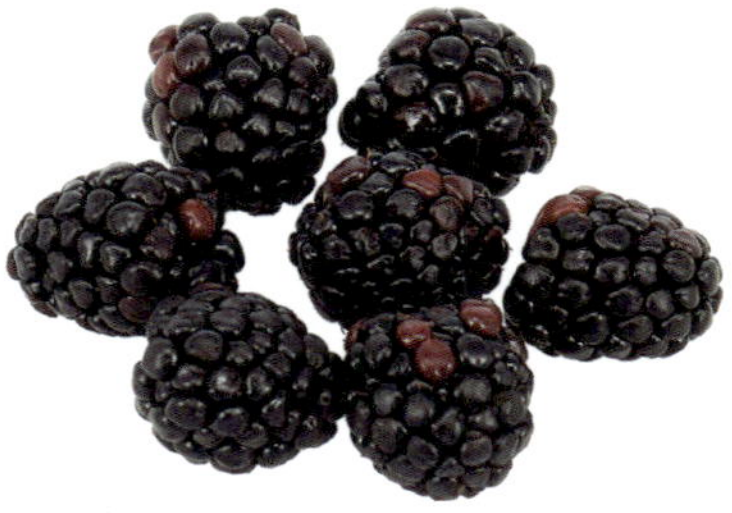

また「エラグ酸」や「ビタミンC」は、メラニン色素の生成を抑え、日焼け予防の働きもあります。

さらに「鉄分」も含まれているので、貧血ぎみの女性にもおすすめです。

とげあり、とげなしの品種がありますが、流通しているのは、とげのないタイプがほとんどなので、食べ慣れない人にも安心です。

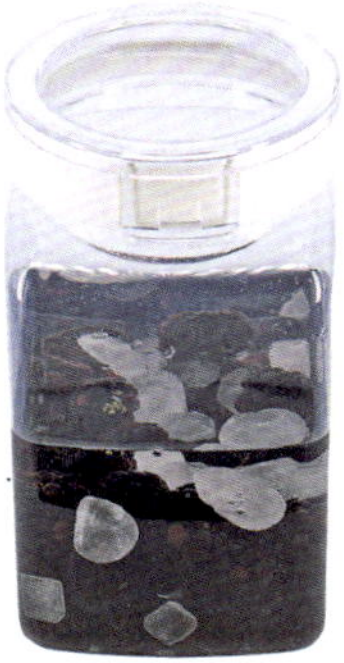

材料／ブラックベリー（冷凍ものでもよい）450～500g、氷砂糖100～150g、ホワイトリカー900㎖

作り方／

❶ 水を張ったボウルにブラックベリーを入れて、傷つけないように洗う。※冷凍ブラックベリー使用の場合は、水洗いせずに凍ったまま容器へ投入する。

❷ ブラックベリーをざるにあげて水切りし、キッチンペーパーで水気をやさしくふき取る。

❸ ざるや平皿などに並べてしっかり乾燥させる。

❹ ③、氷砂糖、ホワイトリカーを容器へ投入する。

作る時間／30分　おおよその値段／1,700円　飲みごろ目安／2か月後

ワンポイントアドバイス　赤みは未熟サイン。養生酒作りには黒い実を使いましょう！

疲労回復・便秘解消・免疫力向上・アンチエイジング・冷え緩和・ストレス解消・疲れ目緩和・不眠解消・アレルギー緩和

ブルーベリー酒

ツツジ科スノキ属。200種類以上もの品種があり、目によいことでおなじみの果物です。

アメリカ産やニュージーランド産が多いですが、近年は栄養価の高さで注目され、国産の消費も伸びています。

青の色素成分の「アントシアニン」は、網膜の視力調節に関わるロドプシンの再合成を促すので、目の充血をはじめ疲れ目、ドライアイ、夜間視力向上に役立ちます。

ブルーベリーに含まれるアントシアニンの量は、野生種のビルベリーより少ないものの、数あるベリー系の中でも豊富です。パソコン操作などで目に疲れを感じている人は、積極的に摂取するとよいでしょう。

「食物繊維」の含有量も非常に多く、便秘解消や大腸がんの予防に有効です。

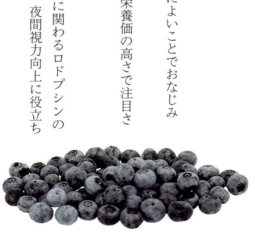

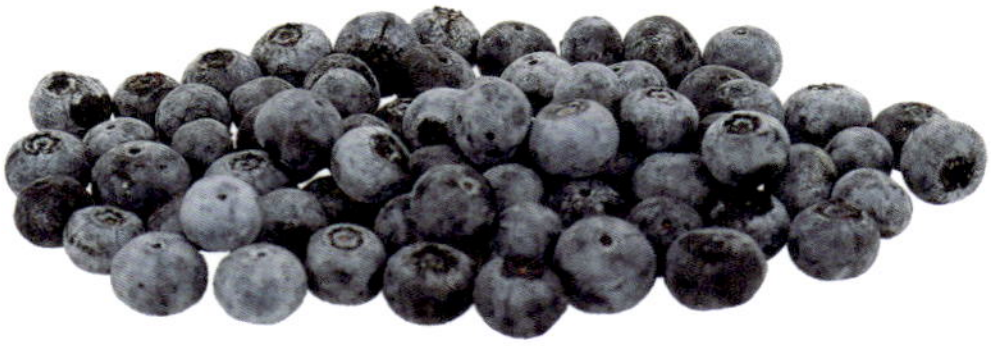

「マンガン」も豊富で、糖質や脂質の代謝や、骨形成に役立っています。

抗酸化作用の強い「ビタミンE」の含有量も多く、細胞膜を保護したり血行をよくしたりする作用があります。

鮮度のよいブルーベリーは、青紫色でハリがあり、表面に白い粉（ブルーム）があるものです。

ブルーベリーは、1日40g、約20〜30粒を摂取することで効果が期待できるといわれています。

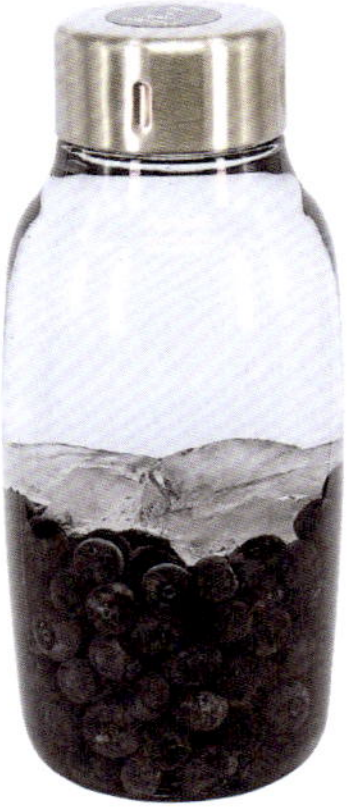

材料／ブルーベリー（冷凍ものでもよい）450〜500g、氷砂糖100〜150g、ホワイトリカー900mℓ

作り方／

❶ 水を張ったボウルにブルーベリーを入れて、傷つけないように洗う。
※冷凍ブルーベリー使用の場合は、水洗いせずに凍ったまま容器へ投入する。

❷ ブルーベリーをざるにあげて水切りし、キッチンペーパーで水気をやさしくふき取る。

❸ ざるや平皿などに並べてしっかり乾燥させる。

❹ ③、氷砂糖、ホワイトリカーを容器へ投入する。

作る時間／30分　おおよその値段／1,700円　飲みごろ目安／2か月後

ワンポイントアドバイス　炭酸水割りのほか、パイナップルジュース割り、牛乳割りがおすすめ！

疲労回復・便秘解消・免疫力向上・アンチエイジング・冷え緩和・ストレス解消・疲れ目緩和・不眠解消

ラズベリー酒

バラ科キイチゴ属。甘い香りで酸味が強く、低カロリーで低糖質なラズベリー。

世界各地に分布する木いちごの一種です。

北国向けの果物なので、暑さが苦手で寒さに強いという特性があります。傷みやすく、流通量は多くありません。

生食もしますが、甘味が少ないという特徴からもジャムやラズベリーソースなどの加工に用いられています。

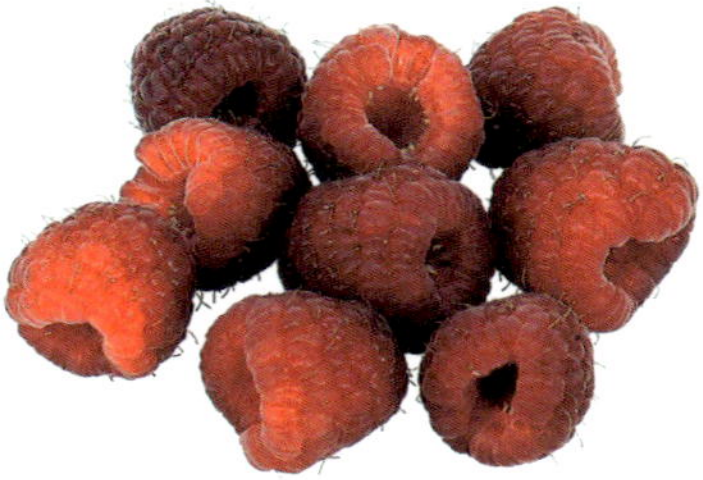

ベリー系の中でもラズベリーだけに存在する「ラズベリーケトン」という香り成分があります。ラズベリーケトンは、脂肪と脂肪分解酵素リパーゼを結びつけて、脂肪燃焼作用と脂肪の吸収を抑える作用があります。

また眼精疲労や夜盲症に役立つとされる「アントシアニン」や、メラニン色素の生成を抑え、日焼け予防に働く「エラグ酸」などを多く含むことも特徴です。

ラズベリーはミネラルが豊富で、果物の中でも含有量はトップクラスといわれています。不足しがちな「マグネシウム」も含まれています。マグネシウムが不足すると、不眠や不安などの気分障害、疲れやすくなるなどの不調につながります。

ラズベリーやベリー系養生酒の引き上げた実は、ジャムやフルーツソースにしたり、牛乳やヨーグルトや砂糖と一緒にミキサーにかけてラッシーにしたりしても、美味しくいただくことができます。

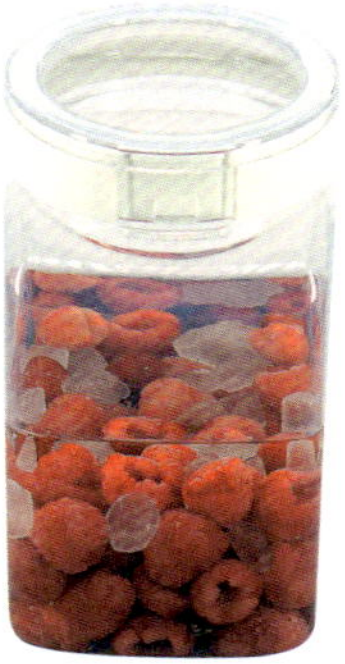

材料／ラズベリー（冷凍ものでもよい）450～500g、氷砂糖100～150g、ホワイトリカー900mℓ

作り方／

❶ 水を張ったボウルにラズベリーを入れて、傷つけないように洗う。
※冷凍ラズベリー使用の場合は、水洗いせずに凍ったまま容器へ投入する。
❷ ラズベリーをざるにあげて水切りし、キッチンペーパーで水気をやさしくふき取る。
❸ ざるや平皿などに並べてしっかり乾燥させる。
❹ ③、氷砂糖、ホワイトリカーを容器へ投入する。

作る時間／30分　おおよその値段／1,700円　飲みごろ目安／2か月後

ワンポイントアドバイス　生のラズベリーは傷みやすいので、すぐに使わない場合は、キッチンペーパーに包んで冷凍させましょう！

疲労回復・便秘解消・免疫力向上・アンチエイジング・冷え緩和・ストレス解消・疲れ目緩和・不眠解消・アレルギー緩和

青紫蘇酒

原産国は中国。日本では平安時代から栽培されていたといわれています。別名「大葉」、「蘇葉（そよう）」。青紫蘇の旬は、7〜10月。香りが高く、刺身のつまや薬味として利用されています。

漢字で「紫蘇」と書くことからもわかるように、本来紫蘇とは赤紫蘇のこと。緑の紫蘇は赤紫蘇の変種で、さわやかな香りとさっぱりとした味わいが特徴です。

青紫蘇はビタミン類、ミネラル類が多く、とくに「β-カロテン」の含有量は野菜の中でトップクラス、「カルシウム」も非常に豊富です。

「β-カロテン」は体内でビタミンAに変換されて働きます。ビタミンAは、目の健康に関わっている重要な栄養素のひとつです。ビタミンAが不足すると、角膜や目の粘膜が傷ついて視力が落ちたり、暗いところでものが見えにくくなったりします。

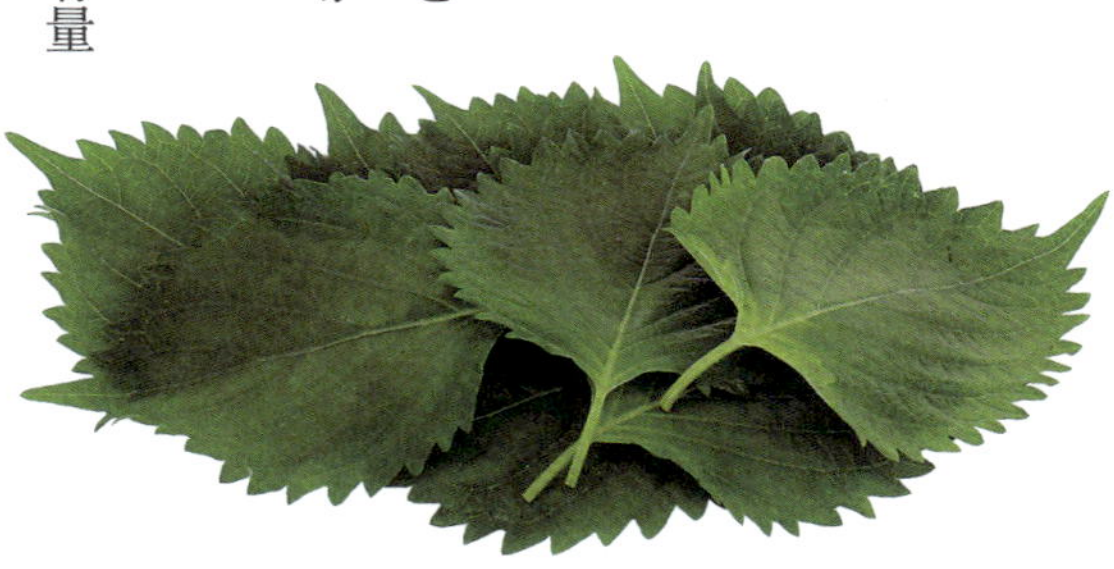

また、鼻、のど、消化管の粘膜や皮膚などを丈夫に保つ働きもあります。

「カルシウム」は丈夫な骨や歯をつくるのに欠かせない成分で、神経の情報伝達や筋肉の動きを調整する役割も果たします。

紫蘇の香り成分「ペリルアルデヒド」には、殺菌、防腐作用が働きます。解毒作用もあるので、刺身などの生ものに添えるだけではなく、一緒に食べることで食中毒予防にもつながります。

そのほか、消化酵素の分泌を促し、食欲を増進させて胃の調子を整えてくれます。

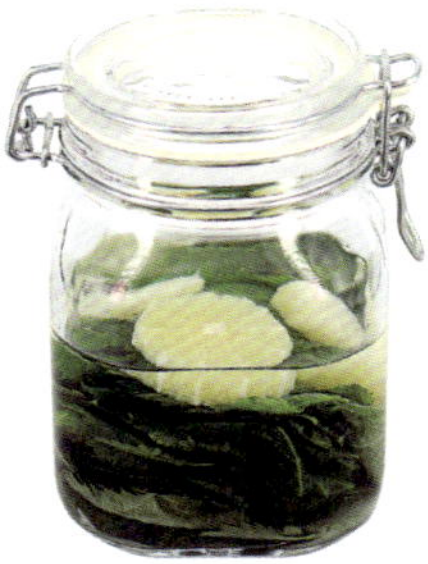

材料／青紫蘇（生）60g（約120枚）、レモン1個、グラニュー糖50g、ジン700mℓ

作り方／

1. 水を張ったボウルに青紫蘇を入れて、洗う。
2. 青紫蘇をざるにあげて水切りし、キッチンペーパーで水気をおさえるようにふき取る。
3. ざるや平皿などに並べてしっかり乾燥させる。早く水気が取れる野菜干しが便利。
4. 茎をキッチンバサミなどで切り落とし、茎は捨てる。
5. レモンは皮をむき、白いわたをできるだけそぎ落として1cm幅の輪切りにする。
6. ④、⑤、グラニュー糖、ジンを容器へ投入する。
7. 1か月後、レモンを引き上げ、さらに3か月後に青紫蘇を引き上げて濾す。

作る時間／40分　おおよその値段／1,900円　飲みごろ目安／4か月後

ワンポイントアドバイス　水気を飛ばす作業に手間がかかるので、青紫蘇は少量ずつ漬け込んでもよいです！

疲労回復・便秘解消・免疫力向上・アンチエイジング・冷え緩和・ストレス解消・疲れ目緩和・不眠解消・アレルギー緩和

にんじん酒

原産国はアフガニスタン。にんじんには東洋種と西洋種がありますが、日本には江戸時代に中国から東洋種が伝わりました。その後、西洋種が明治時代に導入され、現代もほとんどが西洋種です。

緑黄色野菜の代表である西洋にんじんは「β-カロテン」が豊富です。β-カロテンは必要に応じて体内で「ビタミンA」に変わります。ビタミンAは皮膚や粘膜を強くし、目の網膜の光感受性を高めて、夜間の視力維持の役割を果たします。また、抗酸化作用を発揮して、免疫力を高め、がんや心臓病の予防にも有効とされています。

「β-カロテン」は、表皮の下にもっとも多く含まれています。実はにんじんの皮はとても薄く、出荷地で洗浄されるときにとれていることも多いです。ですから、できるだけ皮はむかずに調理してもよいでしょう。

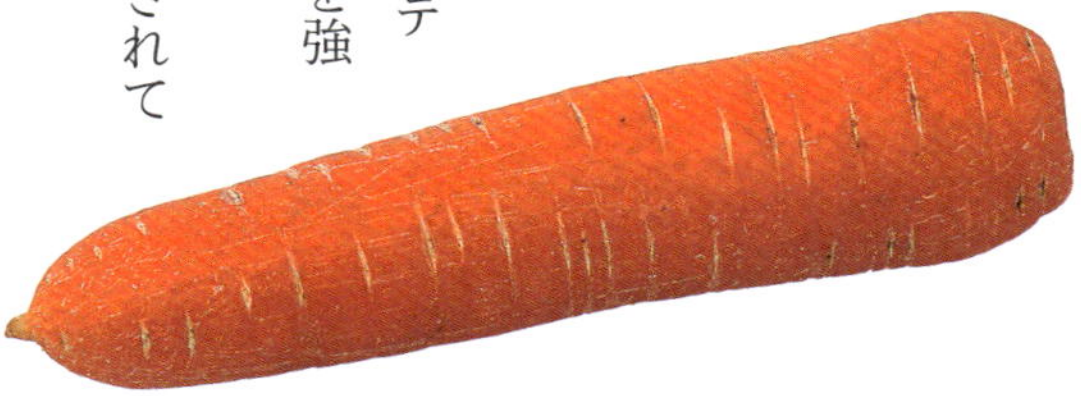

「食物繊維」には、不溶性食物繊維と水溶性食物繊維の両方が含まれていて、食後のコレステロールの吸収や血糖値の急激な上昇を抑制し、便通を整えて、便秘解消に役立ちます。

体内の塩分や水分のバランスを保つ「カリウム」も豊富です。摂りすぎた塩分を体外へ排出して、むくみの改善や血圧を下げる効果が期待できます。

そのほかに「カルシウム」も豊富で、「ビタミンB_1」「ビタミンC」「鉄分」などもバランスよく含まれています。

にんじんの品種改良が進み、独特の香りが減って甘味が増しています。昔のようににんじん嫌いな子どもが減り、近年は好きな子どもが増えているそうです。

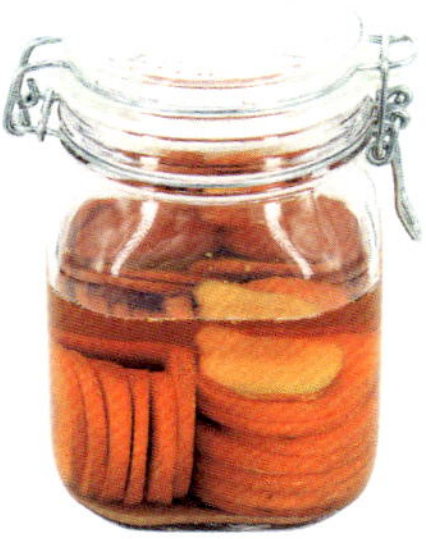

材料／にんじん400g、しょうが40g、三温糖40g、ホワイトリカー450㎖、ブランデー450㎖

作り方／

❶ にんじん、しょうがはよく洗って、水気をふき取る。
❷ にんじん、しょうがともに皮付きのまま、5mm幅の輪切りにする。
❸ ②、三温糖、ホワイトリカー、ブランデーを容器へ投入する。

作る時間／10分　**おおよその値段／**1,200円　**飲みごろ目安／**4か月後

ワンポイントアドバイス　にんじんは葉も栄養豊富。
葉付きのものが手に入ったら炒め物などに！

ルバーブ酒

オランダ、ベルギー、オーストラリア、アメリカからの輸入が多く、国内では、長野県や北海道などの涼しいところで栽培されています。別名「食用大黄（しょくようだいおう）」。

強い酸味とふきに似た見た目が特徴です。茎を食用とし、葉はシュウ酸を含むので食べられません。

茎は緑色のものや赤色のものがありますが、味に大きな違いはありません。国産の収穫時期は5～9月。初夏のものは酸味が強く、秋になると酸味がやわらぎます。

赤色の色素成分「アントシアニン」はポリフェノールの一種で、目の網膜にあるロドプシンを再合成させて、視覚機能や眼精疲労の予防や改善につなげます。

余分な塩分を体外へ排出する「カリウム」は、きゅうりやナスの含有量と比べて約2倍も多く含まれています。高血圧や動脈硬化、むくみの改善に効果的です。

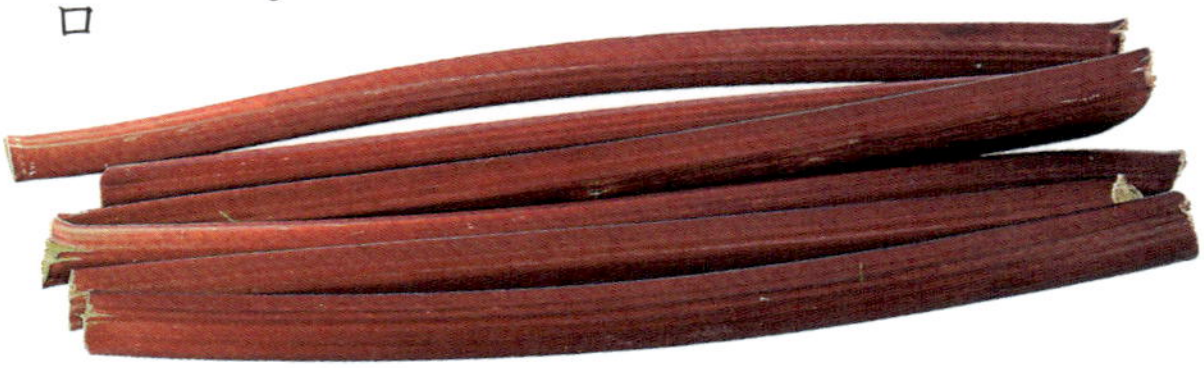

「食物繊維」は、水溶性食物繊維、不溶性食物繊維ともに豊富に含まれているので、腸内環境を整えることで、便秘改善やデトックス効果が期待できます。

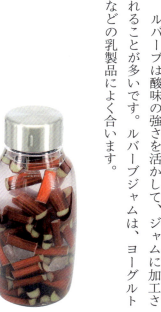

コラーゲンの合成に関わる「ビタミンC」は、血管や筋肉、皮膚、骨などの結合組織を強めて、細胞同士をつなぐ役割を果たします。

「葉酸」も豊富に含まれ、赤血球をつくるのを助け、正常な造血作用を促します。

ルバーブは酸味の強さを活かして、ジャムに加工されることが多いです。ルバーブジャムは、ヨーグルトなどの乳製品によく合います。

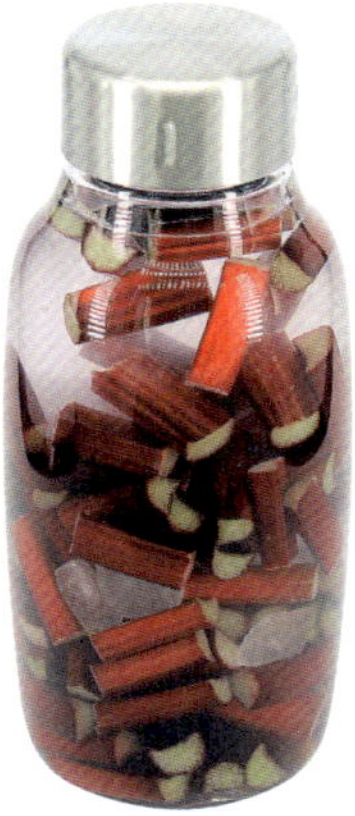

材料／ルバーブ450g、氷砂糖50〜100g、ホワイトリカー900mℓ

作り方／

❶ ルバーブ表面のうぶ毛のようなものをたわしなどでこすり洗いして、水気をふき取る。

❷ 2cm幅の輪切りにする。

❸ ②、氷砂糖、ホワイトリカーを容器へ投入する。

作る時間／10分　おおよその値段／1,400円　飲みごろ目安／3か月後

ワンポイントアドバイス　切り口が新鮮で、傷がなく、表面が裂けていないものを選びましょう！

疲労回復・便秘解消・免疫力向上・アンチエイジング・冷え緩和・ストレス解消・疲れ目緩和・不眠解消・アレルギー緩和

クコの実酒

甘味とコクのある味わいのクコの実は、杏仁豆腐のトッピングとして定番です。別名「ゴジベリー」。

クコの実は効能が多彩なことより、中国では〝不老長寿の薬〟ともいわれています。

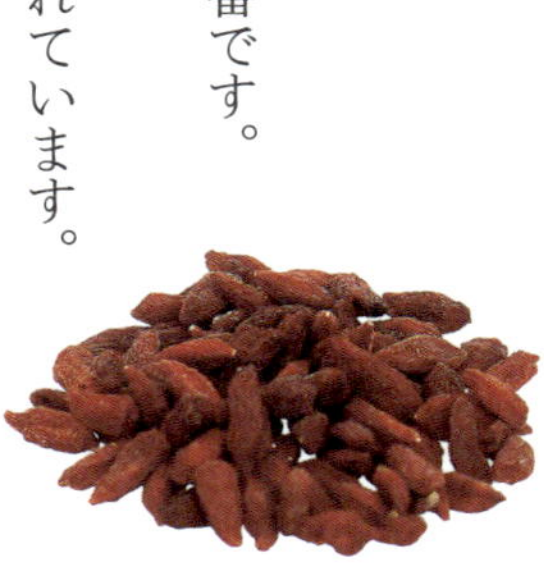

薬膳としての効能は、加齢によるめまいや耳鳴り、足腰のだるさ、疲労感、ストレス、不眠などを改善。目の動きを助け、視力低下や眼精疲労、ドライアイにも有効です。

カロテノイドの一種「ゼアキサンチン」は、目の網膜を保護し、加齢に伴う目の病気や視力低下を予防する効果があるとされています。

「β-カロテン」は、ビタミンAに変換されて、疲れ目などの目の健康をサポートする役割を果たします。

「ビタミンB1」や「ビタミンB2」、「葉酸」などのビタミンB群の含有量は豊富で、エネルギー代謝や産生の働きがあります。

「ビタミンC」は、肌のコラーゲンを合成し活性酸素を抑えて、肌荒れを防ぎます。

また、メラニン色素の沈着を防ぎ、シミやそばかす予防につなげます。

「カリウム」や「マグネシウム」、「カルシウム」などのミネラル類も豊富で、体の機能や組織の調整・強化など、それぞれの役割を果たします。

さらに、副交感神経を刺激して血圧降下の作用ももつため、高血圧やイライラなどにも効果的といわれています。

クコの実は、ドライフルーツとしてそのまま食べたり、お菓子作りに使ったり、アイデア次第で楽しみの幅が広がります。意外と使いやすいので、常備されると便利な食材です。

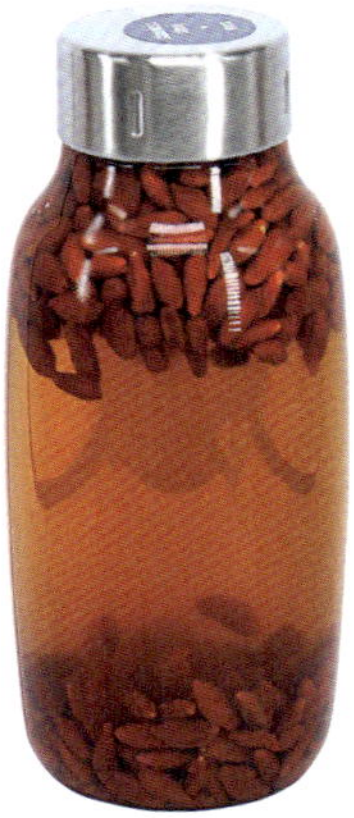

材料／クコの実100～120g、ホワイトリカー900㎖

作り方／

❶ 全ての材料を容器へ投入する。

作る時間／2分　おおよその値段／1,600円

飲みごろ目安／6か月後（熟成させるほどよい）

ワンポイントアドバイス　疲労感や目の不調がある人には、1日20～30㎖程度を毎日続けるとよいでしょう！

疲労回復・便秘解消・免疫力向上・アンチエイジング・冷え緩和・ストレス解消・疲れ目緩和・不眠解消・アレルギー緩和

キウイフルーツ酒

原産国は中国ですが、現在出回っているものの多くはニュージーランド産です。

近年は、愛媛、福岡、和歌山などの国内生産量も増えています。

旬は、ニュージーランド産は5～12月、国内産は11月～翌4月。

ビタミンCやビタミンE、ポリフェノールといった「抗酸化物質」と幸せホルモンとも呼ばれる「セロトニン」が豊富で、精神が安定し、入眠障害や中途覚醒、早朝覚醒などの睡眠問題の改善に役立つといわれています。

キウイフルーツを就寝前に食べることで、睡眠時間や効率に改善が見られたという報告があがっています。目安は、寝る1時間前に2個食べると効果があるそうです。

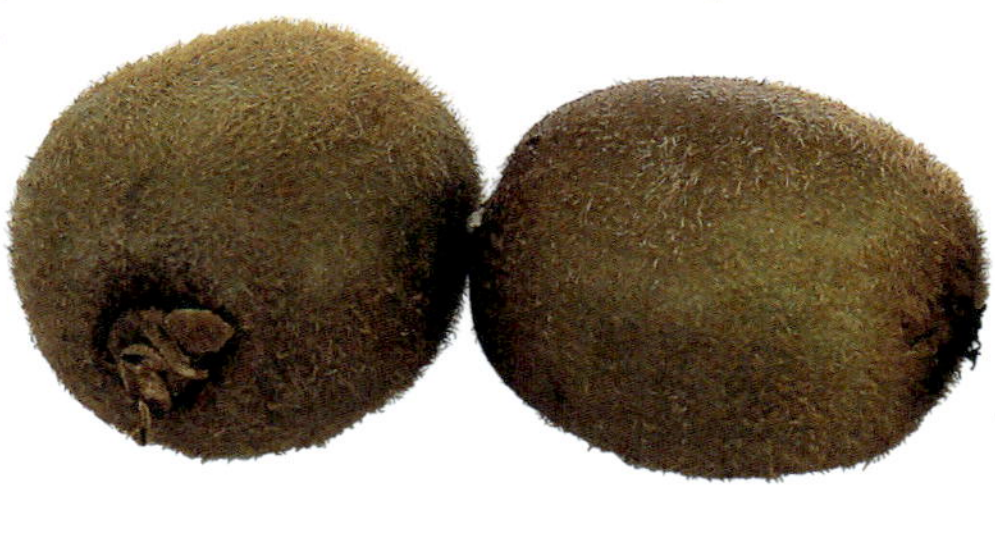

免疫力を高める「ビタミンC」は大変豊富です。

「食物繊維」「カリウム」などのミネラルも豊富で、美肌、疲労回復、ストレス解消、整腸などに有効とされています。

タンパク質分解酵素「アクチニジン」を多く含むのも大きな特徴で、肉料理と一緒に食べることで消化が促進され、胃もたれを防いでくれます。

但し、加熱すると酵素の働きはなくなるので、注意してください。

薬膳としての効能は、体の熱を冷まして潤す働きがあり、ほてりによるイライラを鎮めます。

緑色のグリーンキウイは酸味が強く、甘味が控えめ。黄色のゴールドキウイは日本人の好みに合わせて改良されたもので、甘味が強く、酸味が弱いです。

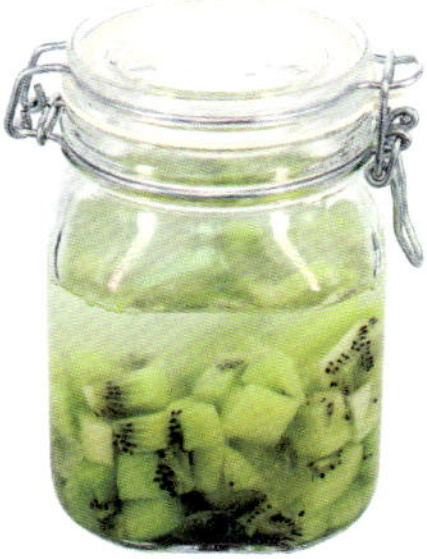

材料／キウイフルーツ 皮をむいて正味600g（6～10個）、氷砂糖100g、本格焼酎900mℓ

作り方／

❶ キウイフルーツは上下を切り落として（この部分は捨てる）縦に皮をむき、1cmのサイコロ状にカットします。

❷ ①、氷砂糖、本格焼酎を投入する。

作る時間／15分　おおよその値段／1,600円　飲みごろ目安／1週間後

ワンポイントアドバイス　キウイ酒はどちらでも作れますが、甘味と酸味のバランスがよいグリーンキウイが向いています！

疲労回復・便秘解消・免疫力向上・アンチエイジング・冷え緩和・ストレス解消・疲れ目緩和・不眠解消・抗アレルギー

ドライプルーン酒

ドライプルーンは、プルーン（別名「西洋すもも」）を干したもののこと。ドライタイプには、種抜きと種ありの両方があります。

生のプルーンは、長野県などで生産されていますが、市販のドライプルーンの多くは、アメリカ、カリフォルニア産がほとんどです。

「β-カロテン」は抗酸化作用が働き、皮膚や粘膜、髪の毛を若々しく保つ効果が期待できます。

また「カリウム」も豊富で、腎臓で尿中へのナトリウムの排出を促します。それによってナトリウムを体外に排出し、むくみや高血圧予防につなげます。

ほかにもプルーンには女性にうれしい、さまざまな成分が含まれています。

貧血を予防しエネルギーの産生に関わる「鉄」、血流をよくし冷え症の改善につなげる「ナイアシン」、骨粗しょう症を予防する「カルシウム」、骨の形成に関わる「マグネシウム」、女性ホルモ

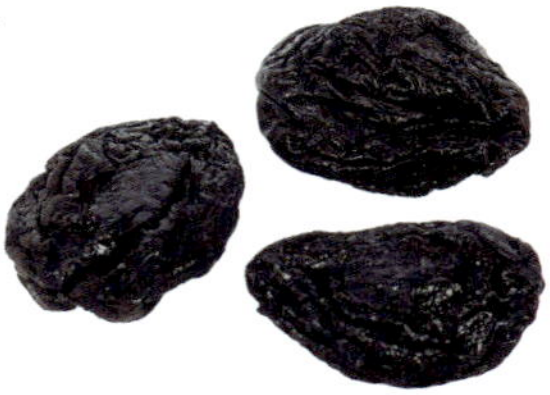

ンのバランスを整える「ビタミンB6」、悪玉コレステロールを減少させる「ビタミンE」、アンチエイジング作用のあるポリフェノール「ネオクロロゲン酸」などです。

さらに、これらのカルシウムやマグネシウム、ビタミンB6などは、睡眠を促すホルモンであるメラトニンの生成を助ける働きがあります。

就寝30分前ぐらいにそのまま食べたり、ドライプルーン酒を飲んだりするとよいでしょう。

ドライプルーンは、生のものに比べてミネラルが多く含まれますが、水分が蒸発している分だけカロリーが高くなります。食べすぎに注意しましょう。

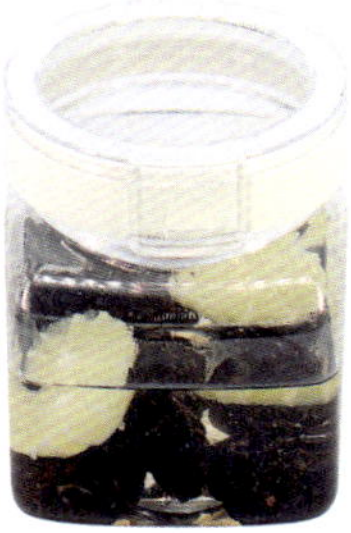

材料／ドライプルーン350g、レモン1個、ホワイトリカー900ml

作り方／

❶ レモンは皮をむき、白いわたをできるだけそぎ落として1cm幅の輪切りにする。

❷ ①、ドライプルーン、ホワイトリカーを投入する。

❸ 1か月後、レモンを引き上げ、そのまま飲みごろまで熟成させる。

作る時間／5分　おおよその値段／1,800円　飲みごろ目安／2か月後

ワンポイントアドバイス　甘いのが好きな人は、氷砂糖50～100gを入れて！

疲労回復・便秘解消・免疫力向上・アンチエイジング・冷え緩和・ストレス解消・疲れ目緩和・不眠解消・アレルギー緩和

カモミール酒

カモミールの名前はギリシャ語の「大地のりんご」に由来するように、りんごのような甘い香りが特徴です。

数ある品種の中でも代表的なものは、ジャーマン種（一年草）とローマン種（多年草）。どちらもヒナギクに似た小さな花が咲き、黄色い中心部分に薬効成分が含まれています。

ジャーマン種が一般的に多く出回っています。ローマン種は苦いこともあり、ハーブティや養生酒には飲みやすいジャーマン種が用いられることが多いです。

カモミールは、イライラや不安感、怒りや緊張などから気持ちを鎮めてリラックスさせてくれます。鎮静作用があり、やさしい香りで寝付きをよくする働きがあります。

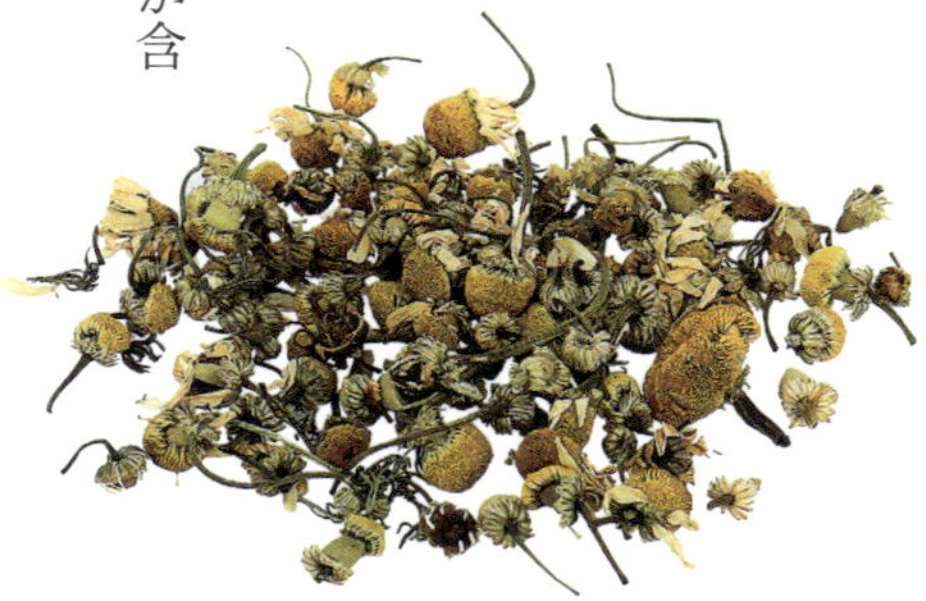

「アピゲニン」と呼ばれるフラボノイドが豊富に含まれていて、アピゲニンは鎮静効果に役立っているといわれています。

また、鎮静作用に加えて、消化促進作用にも優れているので、食べすぎや腹痛の改善にも効果的といわれています。

さらに、リラックス作用とともに消炎作用を発揮するため、ストレスによる胃炎・胃潰瘍、過敏性腸症候群にもよいことが知られています。

フラボノイドの一種「ルチン」には、粘膜を強くする作用があり、風邪の予防にも有効です。

カモミールのハーブティはノンカフェインなので、寝る前に飲んでも安心です。

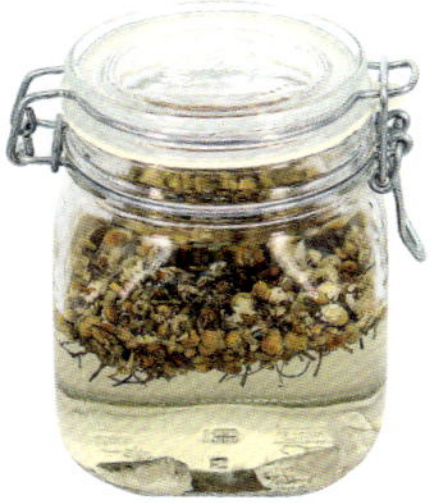

材料／カモミール（乾燥）30g、氷砂糖30g、白ワイン450mℓ、ホワイトリカー450mℓ

作り方／
1. 全ての材料を容器へ投入する。
2. 1週間後、カモミールを引き上げて濾し、そのまま飲みごろまで熟成させる。

作る時間／4分　おおよその値段／1,600円　飲みごろ目安／1か月後

ワンポイントアドバイス　はちみつを加えると、さらに安眠効果が期待できます！

疲労回復・便秘解消・免疫力向上・アンチエイジング・ストレス解消・疲れ目緩和・不眠解消・アレルギー緩和

ジャスミン酒

上品な甘い香りでくせのないすっきりした味わいが特徴です。別名「茉莉花（まつりか）」。

中国のお茶として知られているジャスミン茶は、沖縄でも、さんぴん茶と呼ばれ古くから親しまれています。

「リナロール」という香り成分は、リラックス効果があるとされています。イライラや憂うつなど不安定な気持ちを安定させてくれます。

このほかにも鎮静作用や抗不安作用もあり、眠りが浅いときなどにも効果が期待できます。

リナロールは、スパイスやラベンダーなどにも含まれていて、食品の香り付けや化粧品やハンドクリームなどにも幅広く使われています。

香りの主成分「ベンゼルアセテート」は、血行を促して体を温め、頭をすっきりさせて集中力の低下を防ぎます。

また、自律神経を整えリラックス効果を促すので、ホルモンバランスの乱れによる情緒不安定に

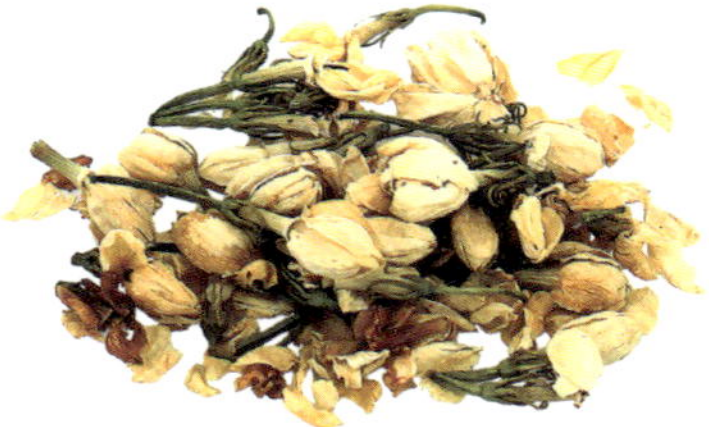

悩む女性の助けにもなります。

甘い香りは、アンチエイジング効果も期待できます。エモリエント作用という肌をやわらかく潤す働きや、抗炎症作用や細胞再生を促進させるなどの美肌効果もあります。

抗酸化作用のある「ビタミンC」も豊富に含まれているので、メラニン色素の生成を抑え日焼け予防に役立ちます。

ほかにも、眼精疲労効果や消化促進効果もあるとされています。パソコンやスマートフォンの使いすぎで疲れた目の痛みや充血が気になる人や、胸のつかえや食欲不振、胃もたれなどの胃の不調を感じている人にも、ジャスミンはおすすめです。

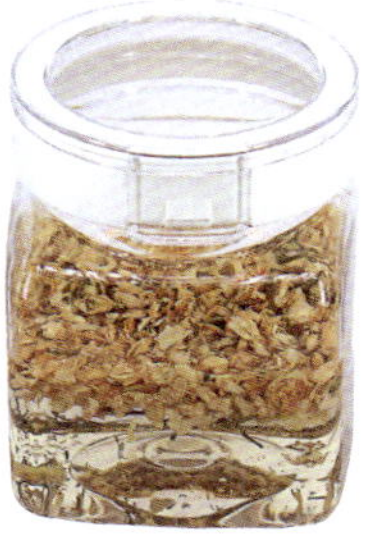

材料／ジャスミン（乾燥）15g、白ワイン200mℓ、ホワイトリカー450mℓ

作り方／

❶ 全ての材料を容器へ投入する。
❷ 1週間後、ジャスミンを引き上げて濾し、そのまま飲みごろまで熟成させる。

作る時間／3分　おおよその値段／1,200円　飲みごろ目安／1か月後

ワンポイントアドバイス　紅茶割りや烏龍茶割り、カモミール酒（214ページ）とのブレンドもおすすめ！

疲労回復・便秘解消・免疫力向上・アンチエイジング・冷え緩和・ストレス解消・疲れ目緩和・不眠解消・アレルギー緩和

ラベンダー酒

シソ科のラベンダーは、ハーブの中でも広く知られ、その清楚な香りと姿は古くから人気がありました。

数多くの栽培品種中で、精油を採ることができるのは、イングリッシュ・ラベンダー。

北海道富良野市のラベンダー畑は有名です。毎年6月中旬ごろに開花し始め、7月上旬～7月下旬に見ごろを迎えます。

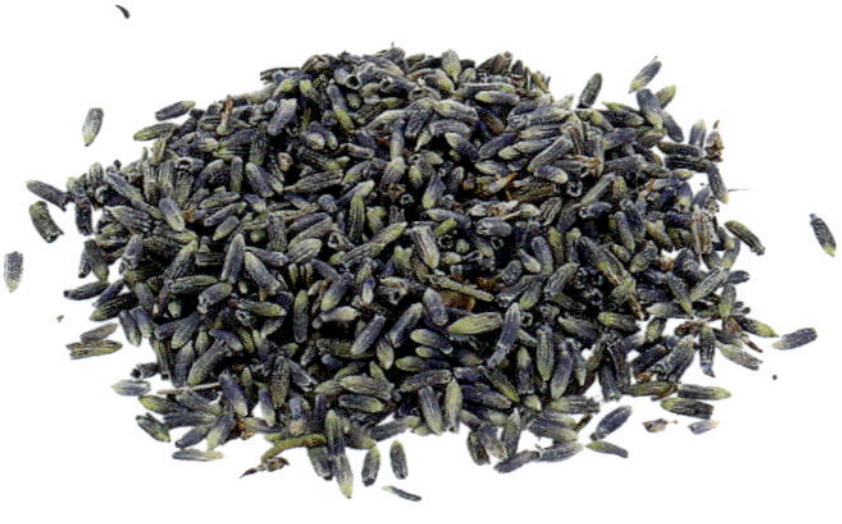

鎮静作用のある香り成分「酢酸リナリル」「リナロール」が含まれていて、イライラや興奮を鎮め、緊張をほぐし、心を落ち着かせて安眠へと導いてくれます。安眠効果が高く、入眠障害の改善に有効です。

また、偏頭痛や胃痛、肩こり、筋肉痛など痛みの緩和にも効果が期待できるでしょう。

「ボルネオール」「カンファー」という成分は、酢酸リナリルやリナロールの鎮静作用とは逆の作用をもち、血流をよくして血圧を上昇させ、中枢神経を興奮させ緊張を高める作用もあります。

内服することで、消化不良や神経疲労を改善させる役割も知られています。

ラベンダーオイルは外用できます。肌に触れて問題ない程度の濃度に希釈して皮膚に塗布することで、傷や日焼け、虫刺されなどに効果がみられます。

殺菌や抗菌作用もあり、古代ローマ時代から入浴剤として重宝されていたと伝えられています。現代ではヘアケアなど美容目的にも用いられるほか、ポプリにも使われています。

ポリフェノールの一種「フラボノイド」の抗酸化作用も働くので、肌荒れを鎮める効果も見逃せません。

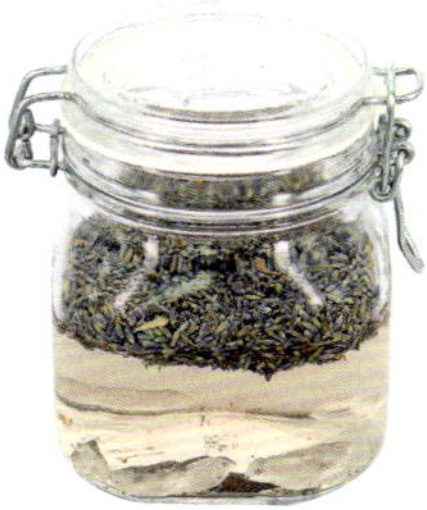

材料／ラベンダー（乾燥）30g、氷砂糖40g、白ワイン450㎖、ホワイトリカー450㎖

作り方／
❶ ラベンダー、氷砂糖、白ワイン、ホワイトリカーを容器へ投入する。
❷ 1週間後、ラベンダーを濾し、そのまま飲みごろまで熟成させる。

作る時間／4分　おおよその値段／1,500円　飲みごろ目安／1か月後

ワンポイントアドバイス
香りが強いので
水割りやお湯割り、はちみつを加えるのもおすすめ！

疲労回復・便秘解消・免疫力向上・アンチエイジング・冷え緩和・ストレス解消・疲れ目緩和・不眠解消・アレルギー緩和

サフラン酒

苦味があってエキゾチックで独特な香りがする、もっとも高価なスパイスです。

アヤメ科の植物であるサフランは、1輪の花からわずか3本しかとれない〝めしべ〟を手摘みで収穫するため、大変高価なものとなっています。

価格の高さに比例して効能も高いことは、広く知られています。

香りの主成分「サフラナール」は、血行を改善して体を温め、発汗を促す作用があります。

全身に血が巡ることで、心身をリラックスさせる副交感神経が優位に働き、入眠効果が期待できます。

寝付きの悪い人や睡眠が浅い人など、ぐっすり眠れていないと感じる人におすすめです。

高齢者で不眠症状が続くと、転倒のリスクが高まるという報告もあります。高齢者の不眠対策に

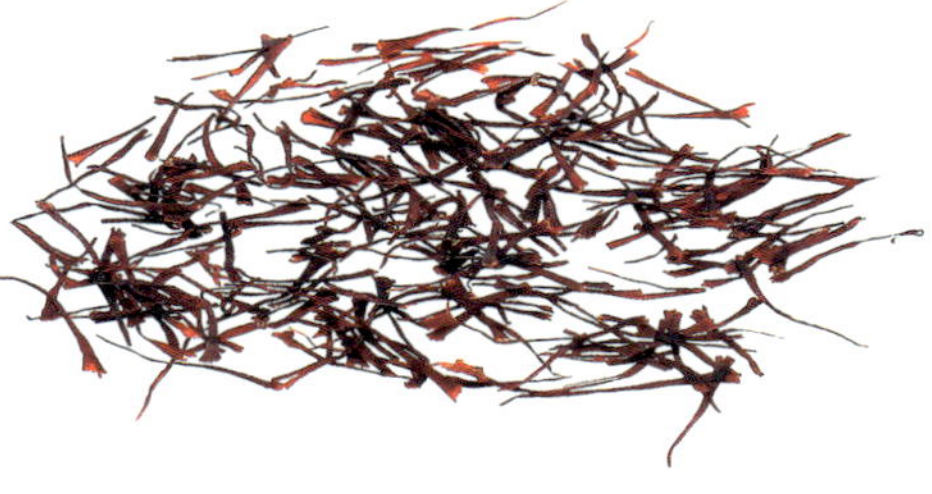

もよいでしょう。

サフランは日本初の機能性表示食品です。「活動時の眠気を軽減させ、物事をやり遂げる意欲を維持させる機能があること」が確認されています。

イライラを鎮めて、生理前の不安定な気持ちをおだやかにさせ、生理の血液量を増やして生理痛を軽くする働きもあるといわれています。但し、子宮を収縮する作用があるので、摂りすぎに気をつけてください。

日本でも、スペイン料理のパエリアやカレーのイエローライスは人気がありますが、サフランは米や魚介類、乳製品とも相性がよいので、フランスではブイヤベース、イタリアではリゾットによく使われています。

サフランは香りや色付け効果が高いので、ごくわずかの使用で華やかな一品になります。

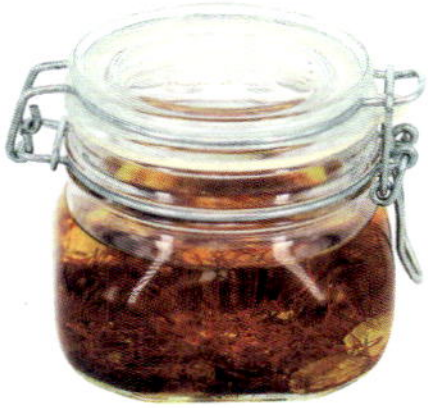

材料／サフラン（乾燥）4g、氷砂糖40g、ウォッカ700㎖

作り方／
1. 全ての材料を容器へ投入する。
2. 2か月後、サフランを引き上げて濾し、そのまま飲みごろまで熟成させる。

作る時間／2分　おおよその値段／5,000円
飲みごろ目安／5か月後（熟成させるほどよい）

ワンポイントアドバイス
サフランは、0.4gくらい～購入可能。
高価なので材料比率を同じにして少量で試すのもおすすめ！

疲労回復・便秘解消・免疫力向上・アンチエイジング・冷え緩和・ストレス解消・疲れ目緩和・不眠解消・アレルギー緩和

なつめ酒

原産国は中国。りんごと梨の中間のような味わいで、中国や台湾ではメジャーな果物です。別名「大棗（たいそう）」。

なつめは、福井県などで栽培されているものの日本ではなじみがうすく、乾燥させたものは効能の高さより、生薬として漢方薬にも利用されています。

薬膳としての効能は、胃腸機能を整え、体を温めます。食欲不振や倦怠感を改善し、滋養強壮、顔色を明るくするなどの効果も期待できるでしょう。

不安感などで不眠気味なときにも、心を落ち着かせて安眠を誘います。

また、ホルモンバランスの乱れによって不安定になりがちな女性の心もやわらげてくれます。

このようになつめは、心身両面のエネルギーを補う食材といえます。

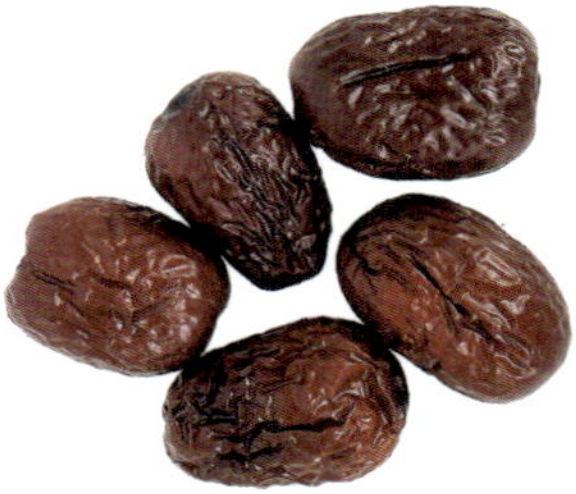

なつめの有効成分には糖類や有機酸をはじめ、抗アレルギー作用のある「トリテルペノイド」、肥満を予防する「サポニン」、正常な造血作用を促す「葉酸」、全身に酸素を運ぶ「鉄」などがあり、

花粉症症状を緩和させたい人や貧血で疲れ気味の人にもおすすめです。

世界三大美女の楊貴妃も好んで食べたなつめ。「毎日食べると老いない」といわれるほど、美容にも有効な成分が豊富に含まれています。

なつめは、ドライフルーツとしてそのまま食べられますが、皮が固くて胃に負担がかかる場合も。その場合は、細かく刻み湯で煎じてなつめ茶にするとよいでしょう。

また、鶏肉と煮込んで作る薬膳スープは、意外と手軽にできる一品です。

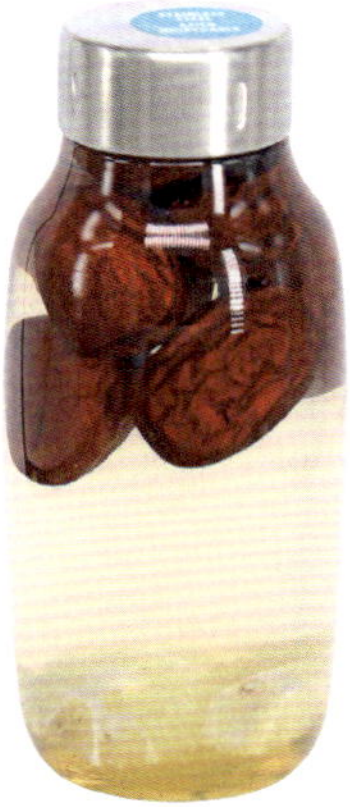

材料／なつめ130〜150g、レモン1個、はちみつ 大さじ1・1/2、ホワイトリカー900㎖

作り方／

❶ レモンは皮をむき、白いわたをできるだけそぎ落として1cm幅の輪切りにする。

❷ ①、なつめ、はちみつ、ホワイトリカーを容器へ投入する。

❸ 1か月後、レモンを引き上げて、そのまま飲みごろまで熟成させる。

作る時間／10分　おおよその値段／1,500円

飲みごろ目安／6か月後（熟成させるほどよい）

ワンポイントアドバイス　大きめの粒で皮が薄くて肉厚、甘味が強くツヤのあるものを使いましょう！

疲労回復・便秘解消・免疫力向上・アンチエイジング・冷え緩和・ストレス解消・疲れ目緩和・不眠解消・アレルギー緩和

赤紫蘇酒

紫蘇の生薬名は「蘇葉（そよう）」といい、冷えを取って体を温めるため、風邪のひきはじめの悪寒を改善できるとされています。

赤紫蘇は薬効成分が高く、青紫蘇は栄養成分が高いといわれています。加工すると鮮やかな赤色に発色する赤紫蘇は、ジュースや梅干しの色付け用として、5～7月ごろ出回ります。

ポリフェノールの一種「ロスマリン酸」は、抗酸化作用や抗炎症作用があり、アトピー性皮膚炎や花粉症などのアレルギー症状を改善する働きがあるとされています。赤紫蘇の赤い色は、赤いアントシアニン色素「シソニン」によるものです。シソニンは、高い抗酸化作用や防腐作用が働きます。

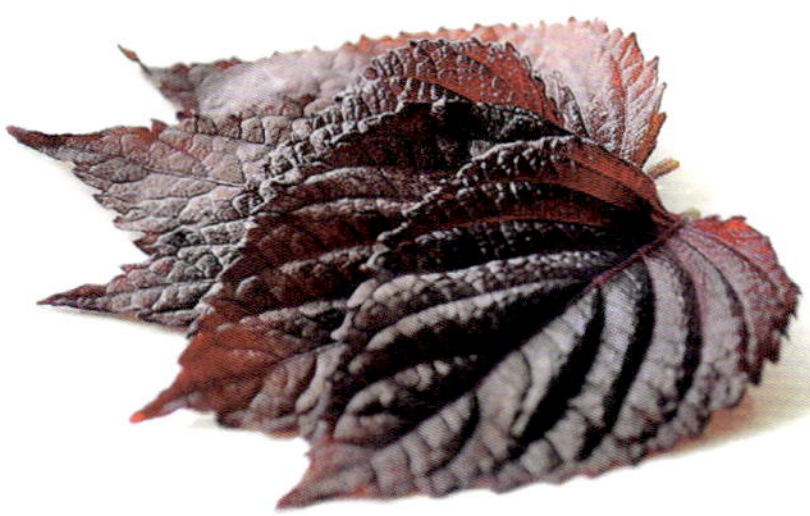

栄養面では、「β-カロテン」の量は青紫蘇より少ないものの、ほかの栄養成分は、青紫蘇と変わらず、ビタミン類やミネラル類が多く、「カルシウム」の量は野菜の中でも群を抜いています。

「β-カロテン」は、目の健康に関わり、「カルシウム」は丈夫な骨や歯をつくるのに欠かせない成分です。

紫蘇の香り成分「ペリルアルデヒド」には、殺菌、防腐、解毒作用のほか、消化酵素の分泌を促し、食欲を増進させて胃の調子を整える作用もあります。

家庭菜園で日々収穫できる人は、赤紫蘇を少しずつ漬け込んでもよいでしょう。

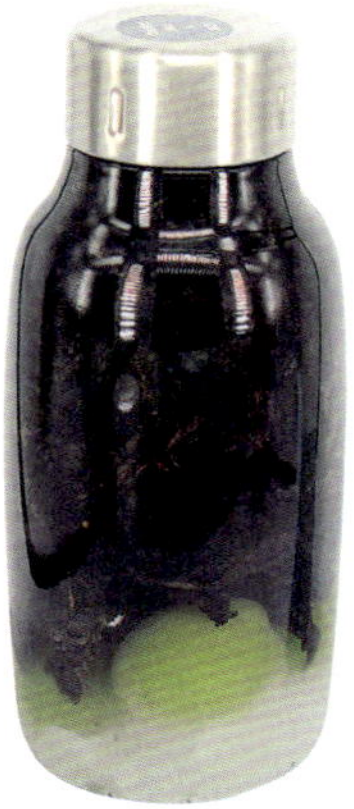

材料／赤紫蘇300g（およそ1袋）、青梅4～5個（なくてもよい）、
氷砂糖100～130g、はちみつ大さじ1·1/2、ホワイトリカー900mℓ

作り方／

❶ 赤紫蘇は手でちぎり、葉の部分のみ残す。
❷ 水を張ったボウルに赤紫蘇を入れて、洗う。
❸ 赤紫蘇をざるにあげて水切りし、キッチンペーパーでざっと水気をふき取る。
❹ 赤紫蘇は野菜干しネットやざるに大まかに広げ、3日間天日干しをします。
※雨に当たらないよう注意し、夜間は室内干し
❺ 3日後、青梅はよく洗い、水気をふき取った後、へたを竹串で取る。
❻ ④、⑤、氷砂糖、はちみつ、ホワイトリカーを容器へ投入する。
❼ 3か月後、赤紫蘇を引き上げて濾す。青梅はそのままでよい。

作る時間／干した赤紫蘇があれば8分　おおよその値段／1,400円
飲みごろ目安／3か月後

ワンポイントアドバイス　赤紫蘇を天日干しする前は、必ず天気予報を確認しましょう！

疲労回復・便秘解消・免疫力向上・アンチエイジング・冷え緩和・ストレス解消・疲れ目緩和・不眠解消・アレルギー緩和

たまねぎ酒

和食にも洋食にも中華にも使える、家庭料理に欠かせない定番の常備野菜です。

原産国は西アジアなど諸説ありますが、日本に広まったのは明治時代以降といわれています。

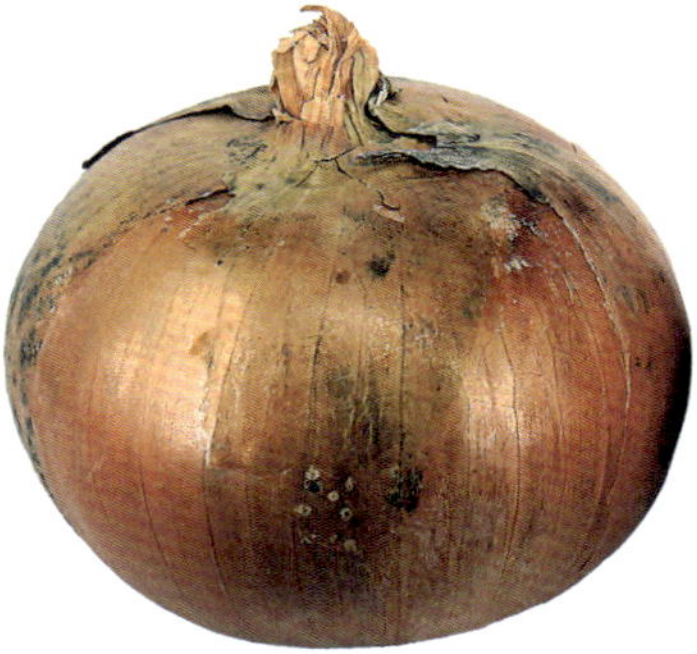

たまねぎには「ビタミンB群」「ビタミンC」「カリウム」「食物繊維」などが含まれていますが、ビタミン類やミネラル類はそれほど多くはなく、割合としてとくに目立った成分はありません。

胃腸を温めて消化を促進させます。辛味が体を温めて熱を発散するので、生で食べると発汗を促し、風邪のひきはじめに役立ちます。余計な水分を排出し、むくみ予防の助けにもなります。

みじん切りにするときに目が痛くなる成分「硫化アリル」は、注目すべき成分です。硫化アリルはねぎ類共通の香り成分で、体内で「アリシン」に変化します。

アリシンは、イライラを解消し、体を温めながらおだやかな眠りへ誘ってくれる働きがあります。高血圧を予防し、血流をよくして、コレステロール値を下げる効果も期待できます。

また、ビタミンB_1の吸収を助けて糖質の代謝を高めるので、夏バテの解消にも役立ちます。

さらに、抗菌作用や血液をサラサラにする作用もあります。

フラボノイドの一種「ケルセチン」には、アリシン同様に血行促進作用があるほか、抗炎症作用が働き、アレルギーを抑える効果が知られています。

たまねぎは加熱すると甘味が増しますが、アリシンは水溶性で熱に弱いため、効能を期待するなら生食がよいでしょう。

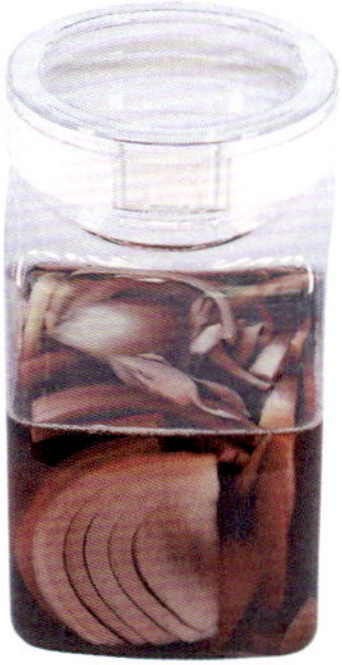

材料／たまねぎ 皮をむいて正味450g（2個位）、赤ワイン450mℓ、ホワイトリカー450mℓ

作り方／

❶ たまねぎの皮をむき、根を切り落とす。皮と根は捨てる。
❷ たまねぎを縦半分に切り、5mm幅のくし切りにする。
❸ ②、赤ワイン、ホワイトリカーを容器へ投入する。
❹ 3週間後、たまねぎを引き上げて濾す。

作る時間／10分　おおよその値段／1,100円　飲みごろ目安／3週間後

ワンポイントアドバイス　とくに紫たまねぎには、アントシアニンによる眼精疲労回復効果も！

疲労回復・便秘解消・免疫力向上・アンチエイジング・冷え緩和・ストレス解消・疲れ目緩和・不眠解消・アレルギー緩和

レモンバーム酒

レモンバームはシソ科のハーブ。レモンのようなさわやかな香りがします。

別名は「メリッサ」といい、ギリシャ語でミツバチを指します。古くからミツバチを引き寄せる植物として大切にされてきました。

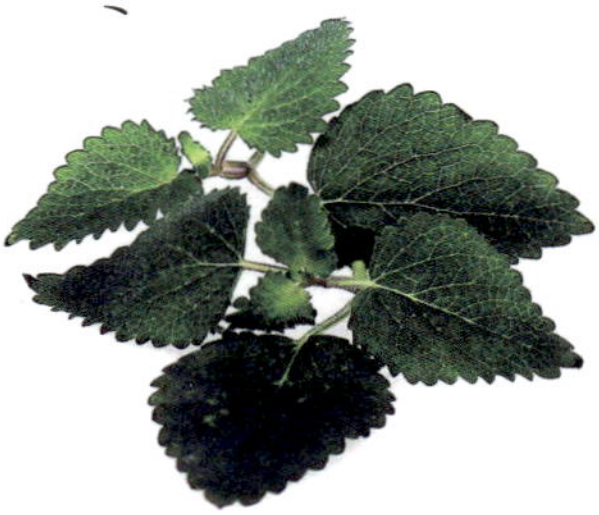

ポリフェノールの一種「ロスマリン酸」が含まれ、花粉症の症状をやわらげる効果があるといわれています。ロスマリン酸には、アレルギー症状を引き起こすヒスタミンの過剰分泌を抑える働きがあるため、花粉症による鼻づまりなどの不快な症状の緩和に効果的とされています。

神経系の不調にもアプローチできます。神経性胃炎や食欲不振など、神経からくる消化器系の機能改善にも有効とされています。

また、胃腸の調子を整える作用もあるため、胃腸の不調を感じたときにレモンバームティを飲むと、消化不良や胃の不快感、膨満感などの改善が期待できます。

レモンバームは体だけではなく、心にもよい作用があります。緊張や不安、パニックを抑える効果が期待できます。気分を鎮静させて、抑うつ状態や不眠の改善にも関わります。

女性ホルモンのプロゲステロンと似た作用があるため、ホルモンバランスの乱れによる女性特有の不調に有効です。

さらに、強壮作用があり、高血圧予防や頭痛の緩和にも効果が期待できるといわれています。

レモンバームは、ポプリや入浴剤などにも使われています。ストレスや不眠の緩和など、効果を強く感じたいときは多めに入れましょう。

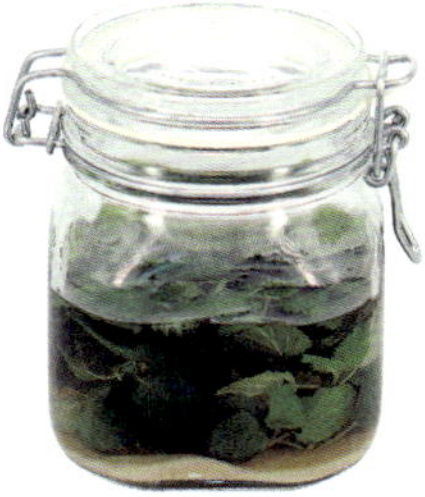

材料／レモンバーム（生葉）20g、てんさい糖100g、ジン700㎖

作り方／

❶ 水を張ったボウルにレモンバームの葉と茎を入れて、指先で軽くこするように洗う。

❷ レモンバームをざるにあげて水切りし、キッチンペーパーで水気をおさえるようにふき取る。

❸ ②、てんさい糖、ジンを容器へ投入する。

❹ 2週間後、レモンバームを引き上げて、そのまま飲みごろまで熟成させる。

作る時間／20分　おおよその値段／1,300円　飲みごろ目安／1か月後

ワンポイントアドバイス　お湯割りや炭酸水割り、無糖紅茶割りがおすすめ！

疲労回復・便秘解消・免疫力向上・アンチエイジング・冷え緩和・ストレス解消・疲れ目緩和・不眠解消・アレルギー緩和

ローズマリー酒

原産国は地中海沿岸。日本には江戸時代後期に伝えられました。生命力が強く、園芸によく用いられる植物として人気があります。独特の針葉樹に似た強めの香りがしますが、香りに比べて味のクセは少ないです。

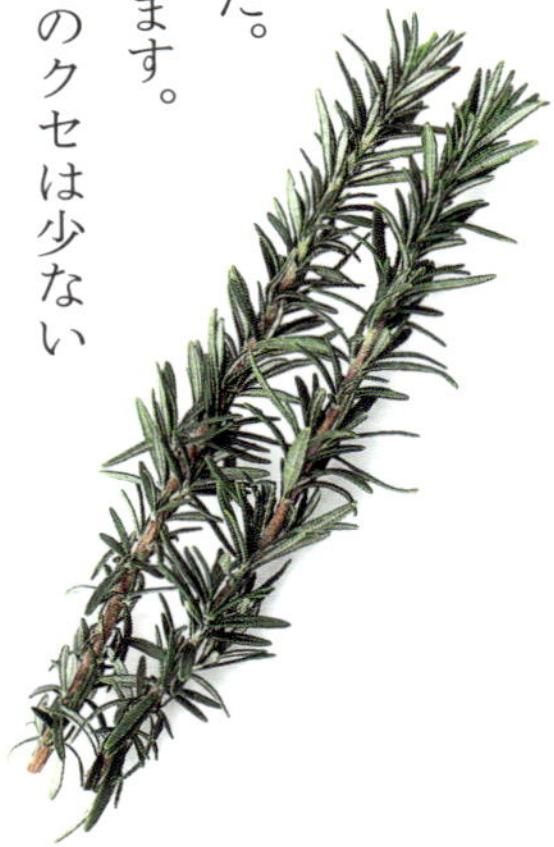

ローズマリーの主成分のひとつ「ロスマリン酸」には、花粉症やアトピー性皮膚炎などのアレルギー症状を緩和してくれる働きがあります。

また、脳の働きを活性化させ、記憶力や集中力を向上させる役割も持ち合わせています。

さらに、抗酸化作用も働くので、疲労を回復させて肌トラブルや老化を防ぎます。

肉や魚料理の臭み消しの定番ハーブとして使われているローズマリーですが、ロスマリン酸の抗酸化作用は加熱に強く、１００度の熱で1時間煮込んでも変わらないといわれています。

「シネオール」などの香り成分も豊富です。気分をリフレッシュさせ、脳に刺激を与えて、頭をスッキリさせるといわれており、アルツハイマー病の予防効果が高いことが、日米合同研究チームより発表されています。

「ジオスミン」というフラボノイドの一種は、弱った血管を強くする働きがあるとされ、血行を促して代謝を促進。血行不良によって引き起こされている不調をやわらげることが期待できます。

このようにローズマリーは、血行を促進して血管を強くし、アンチエイジングの作用もあるので〝若返りのハーブ〟ともいわれています。

このほかに、消臭、抗菌、虫よけ、催眠、鎮静、鎮痛などの効能もあります。

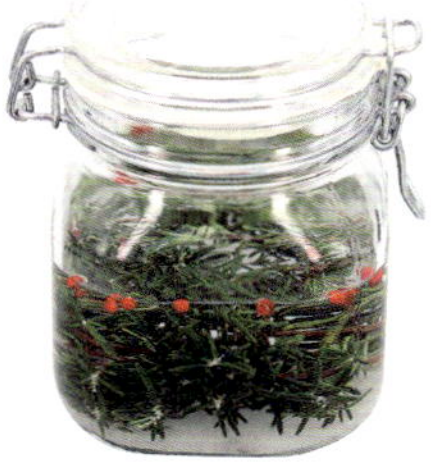

材料／ローズマリー（生）30g、ピンクペッパー30〜40粒程度（なくてもよい）、グラニュー糖60g、本格焼酎900㎖

作り方／

❶ 水を張ったボウルにローズマリーを入れて、ていねいに洗う。
❷ ローズマリーをざるにあげて水切りし、キッチンペーパーで水気をおさえるようにふき取る。
❸ ②、ピンクペッパー、グラニュー糖、本格焼酎を容器へ投入する。
❹ 1週間後、ローズマリーを引き上げて濾す。

作る時間／20分　おおよその値段／1,300円　飲みごろ目安／1週間後

ワンポイントアドバイス　作りたては、材料の赤と緑と白がクリスマス風の美しい見た目に！

疲労回復・便秘解消・免疫力向上・アンチエイジング・冷え緩和・ストレス解消・疲れ目緩和・不眠解消・アレルギー緩和

うこん酒

原産国は熱帯アジア。日本では沖縄、九州南部で栽培されています。

二日酔い対策のドリンクで知られるうこんですが、カレーパウダーに欠かせない材料で、カレーの黄色はこのスパイスの色です。コリアンダーやクミンなど、ほかのスパイスと合わせることで食べやすくなります。

うこんには、春うこんと秋うこんの2種類あり、いずれも「うこん」と呼ばれていますが、同一のものではなく近縁種です。

また、ターメリック＝うこんと誤解されがちですが、ターメリックは秋うこんを指します。

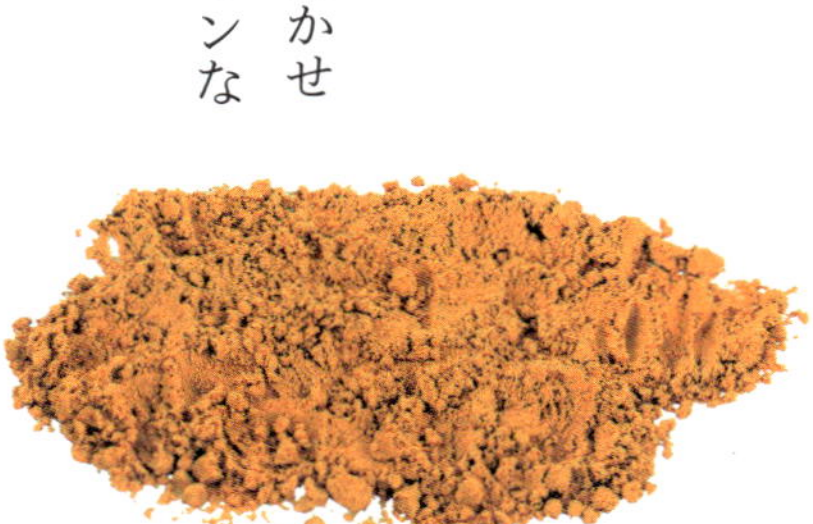

春、秋うこんともに、血行をよくする点ではほぼ同じです。血行不良が原因の肩こりや腰痛、おなかが張って起こる上腹部の痛みなどの改善につながるとされています。のぼせをとって食欲不振や便秘も緩和させます。

有効成分の含有量が異なり、春うこんは「ミネラル類」が豊富で、秋うこんは色素成分「クルクミン」が豊富です。

（以下は秋うこんの解説です）

クルクミンは、肝機能を強化し、胆汁の分泌や消化を促す効果が期待されています。さらに抗酸化力や抗アレルギー作用、アルコール分解作用なども報告されています。

クセのある香りは、ストレスをやわらげ、イライラや不眠などに有効です。

うこんの苦味には、胃を活性化させる作用があり、胃腸の不調に効果的といわれています。

サフランの代わりに、白米にうこんを入れて炊くことで、カレーと相性のよいイエローライスができます。

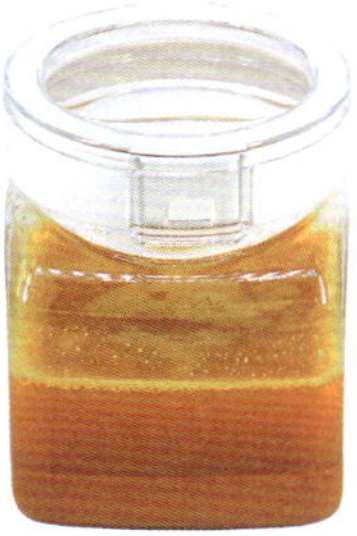

材料／うこん（パウダー）60g、本格焼酎900㎖

作り方／

❶ 全ての材料を容器へ投入する。
※容器に黄色色素が色移りして落ちなくなるので、空き瓶などを使うことをおすすめします
※うこんが沈殿している場合は、軽くゆすってから使用してください

作る時間／2分　おおよその値段／1,200円　飲みごろ目安／当日から

ワンポイントアドバイス　はちみつを加えると飲みやすくなる。料理のかくし味にも！

疲労回復・便秘解消・免疫力向上・アンチエイジング・冷え緩和・ストレス解消・疲れ目緩和・不眠解消・アレルギー緩和

みかんの皮酒

冬に旬を迎えるみかんは、ビタミンCが豊富で皮まで栄養満点です。熟したみかんの皮を乾燥させたものは、「陳皮（ちんぴ）」と呼ばれ、薬膳として用いられます。

薬膳としての効能は、気の巡りをよくして、胃腸の調子を整え、消化不良や膨満感、咳や痰などを解消します。

また、デトックス作用を促して、新陳代謝をよくするといわれています。さらに、アレルギー症状の緩和や喘息の改善にも関わります。

お茶にして飲むことで、咳や痰を抑える風邪薬の役割を果たし、スパイスやハーブのように料理にふりかけると胃の調子が活発になり、消化吸収もよくなり食欲が増進します。そして、お風呂に入れることで、体が温まり、発汗が促されます。

「ビタミンC」が多く含まれているので、免疫力が高まり、風邪予防に役立ちます。

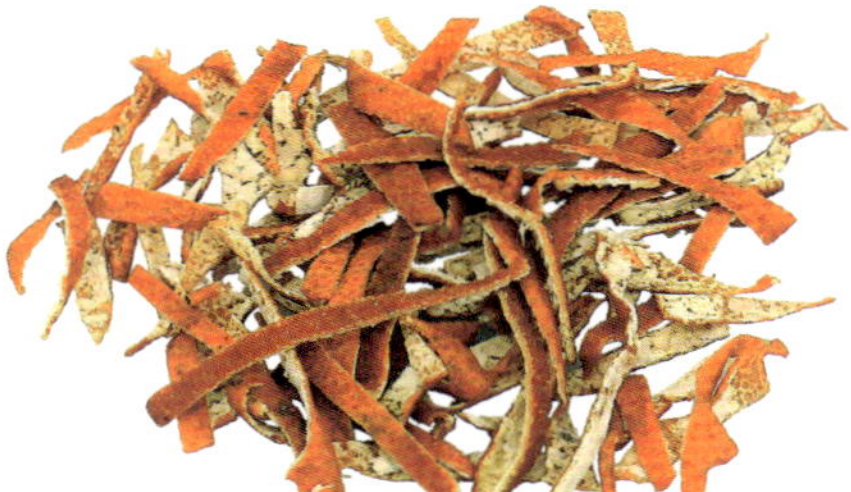

甘くさわやかな香り成分「リモネン」はリラックス効果、「ヘスペリジン」は毛細血管を強くして血流を改善する効果があるとされています。

みかんの皮は、晴れの日に天日干しをしてしっかり乾燥させましょう。

1週間乾燥させると使えますが、1年間くらい乾燥させた方が味はよくなり効能も高くなるといわれています。

オンラインショップや漢方専門店などでは年中販売されているので、すぐに使いたいときは便利です。

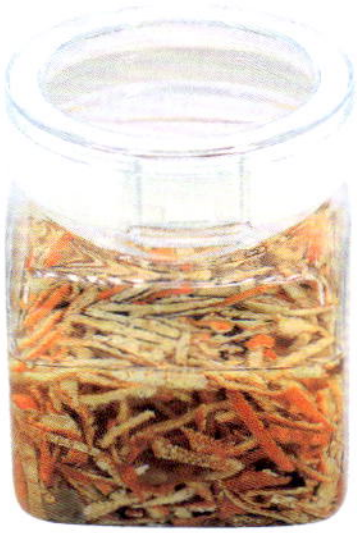

材料／みかんの皮（乾燥）40g ※市販品可、氷砂糖60g、ホワイトリカー900㎖

作り方／
❶ 70～80度のお湯を張ったボウルにみかんの皮を入れて、よく洗う。
❷ キッチンペーパーで水気をふき取る。
❸ みかんの皮は野菜干しネットやざるを使って天日干しする。
※雨や雪に当たらないよう注意し、夜間は室内干し
❹ みかんの皮を1週間～1年間乾燥させて、キッチンバサミなどを使って細かく切る。種は除く。
❺ ④、氷砂糖、ホワイトリカーを投入する。
❻ 3か月後、みかんの皮を引き上げて濾す。

作る時間／干したみかんの皮があれば8分　おおよその値段／900円
飲みごろ目安／3か月後（熟成させるほどよい）

ワンポイントアドバイス　室内干しよりも天日干しがおすすめ。うまみが凝縮し苦味がおだやかに！

おわりに

最後までお読みくださり、ありがとうございます。

「養生酒ライフで、がまんをせずに、体調や体質をセルフコントロールし、健康になれる自分」をイメージできましたか？

実践できそうなことは、ぜひ今日からひとつずつはじめてみてください。

養生酒は、美味しい上に、二日酔いや悪酔いをしにくくなったり、食材の保存性を高めたりするなど、実に多くのメリットがあります。

加えて、料理酒としても活用できるので、お酒が苦手な大人にも味わっていただけることも魅力のひとつです。

養生酒歴20年の私からみても、養生酒の世界は奥深く、未だに新しい発見の連続です。

自由な発想で、お酒や食材を組み合わせたりアレンジしたりして、あなた流に楽しんでくださいね。

「酒は百薬の長」。適量のお酒はどんな良薬よりも効果があるという故事がありますが、養生酒は不調を治す特効薬ではありません。

仮に飲む量が適量であっても、養生酒がその人の体調や体質に合っていなければ、逆効果になることも。

また、毎日の食事をはじめ、運動や睡眠も大変重要です。不調を感じたときは、早めに養生しましょう。

最近、ふと思うのが、人の一生はとても短いということ。
1年過ぎることが、年々早く感じるようになってきました。

健康は、限りある人生の時間を幸せにしてくれます。
自分を大切にすると、やさしい気持ちがわいてきて、家族やまわりの人も元気にできます。

ご自分の心の声に耳を傾けて、小さな不調にも丁寧に向き合ってみてください。
本書をきっかけに、あなたがあなた自身をもっともっと大切にしていただけたら、著者としてこれ以上の喜びはありません。

令和6年9月27日　福光 佳奈子

著者プロフィール

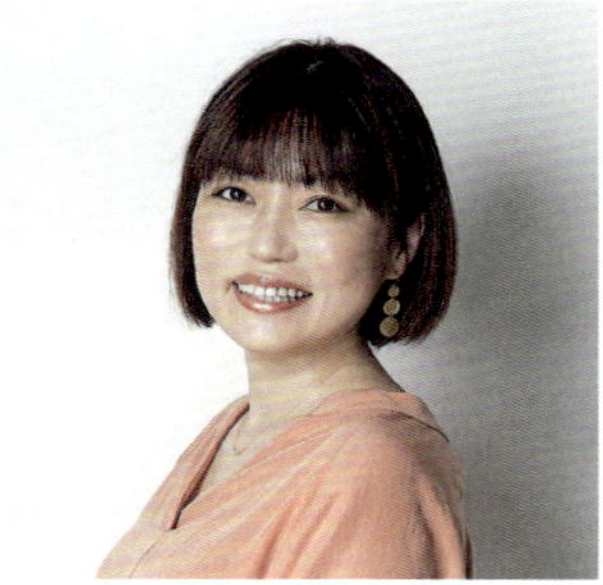

福光 佳奈子（ふくみつ かなこ）

漬け込み酒マイスター／野菜ソムリエプロ／薬膳インストラクター

札幌市生まれ。大学卒業後、広告会社やメーカーに勤務。会社員時代の2005年ごろより趣味で梅酒作りをはじめる。やがて、さまざまな果実酒や野菜酒、ハーブ酒なども作るようになり、レシピ数を増やしていく。趣味として楽しむ一方で、「だるくて快調な日がない」「心が不安定」「体が冷えている」「早朝覚醒」といった「不定愁訴」（ふていしゅうそ）の多い日々。そんなあるとき、自分を変えたくて一念発起。自分の心と体に向き合い、野菜や薬膳を学ぶ中で、日ごろなにげなく食べている食材には、すべて「薬効」があることを知る。漬け込み酒を単なる嗜好品としてではなく、〝養生するお酒〟としてとり入れたことで症状はしだいに回復。体調や体質は、ある程度は自分でコントロールできることを体感する。それ以降、漬け込み酒への興味は加速。スパイスやエディブルフラワーなど、とり入れる食材の幅は広がり続け、これまでに1000種類以上の漬け込み酒レシピを開発。2017年より漬け込み酒セミナー開催。2020年初出版と同時に独立。2021年より麦焼酎「いいちこ」を使った漬け込み酒レシピ開発を多数手掛ける。2023年ベトナム ドンア大学、2024年モンゴル エルデム大学にて「野菜薬膳」の特別講義実施。現在は、食や健康に関する執筆や監修、セミナー講師などをしている。読売新聞、日本経済新聞、女性セブン、AERA、FLASH、ハルメク、yahooニュースなどメディア取材実績多数。著書に『体にうれしい果実酒・野菜酒・薬用酒200』（秀和システム）、『今年からは手作り派 やさしい梅しごと』（食べもの通信社）がある。

企画協力
ネクストサービス株式会社　松尾 昭仁
カバーイラストレーション
r2（下川 恵・片山 明子）
本文ＤＴＰ
株式会社シーエーシー

心も体もよろこぶ　養生酒大全１００

二〇二四年十二月二十六日　初版第一刷発行
著　者　福光 佳奈子
発行者　石井 悟
発行所　株式会社自由国民社
東京都豊島区高田三―一〇―一一　〒一七一―〇〇三三
電話　〇三―六二三三―〇七八一（代表）
造　本　ＪＫ
印刷所　株式会社シナノ
製本所　新風製本株式会社